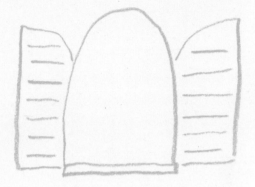

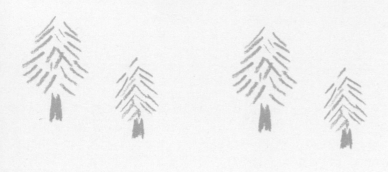

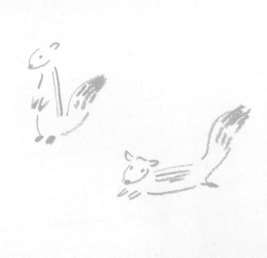

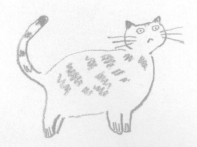

每天做の舒活瑜伽

柔軟身心的自學練習

講師：サントーシマ香　醫學監修：高尾美穗

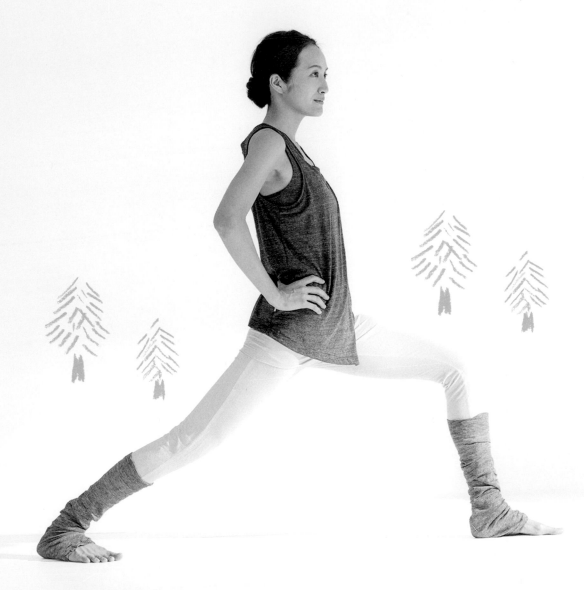

前言

　　瑜伽是相當熱門的運動，愈來愈多人會到運動中心等地方學習瑜伽，而學習的人又以女性居多。這個課程是專為完全沒有體驗過瑜伽的初學者所設計，如果你想嘗試卻遲遲找不到時機學習，請翻閱這本書吧！本書介紹的瑜伽動作很簡單，希望學習者可以一直進行下去。

讓瑜伽成為日常生活的一部分，柔軟身心，消除僵化，恢復健康狀態

　　每個人開始練習瑜伽的動機不盡相同，有的人是為了促進健康，有的人是為了減肥、消除疲勞、讓身體變得柔軟等，但不論動機為何，大家都是為了讓自己變得更好。從剛開始的缺乏自信＆不抱太大期待，持續練習一段日子之後，卻發現自己身心的變化超乎預期……很多人之所以會開始持續練習瑜伽，就是因為感覺到這些變化，被瑜伽的魅力擄獲。為什麼瑜伽有這麼大的魅力呢？因為瑜伽不僅對身體有幫助，也能為精神帶來支持。

　　一邊深呼吸，一邊活動平常很少使用到的身體部位，練習瑜伽不僅有助於放鬆、伸展肌肉，還能消除身體和精神上的僵硬，將身心調整至平衡的狀態。身心和諧，就能找回放鬆的感覺，體會幸福的能量——這就是瑜伽的力量。

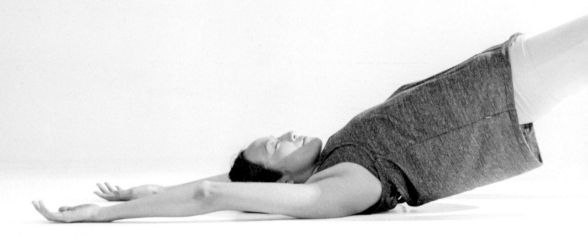

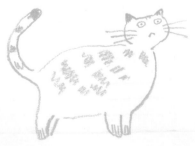

在自己的房間練習瑜伽，
可以毫無顧忌地全然放鬆

　　常有人說：「雖然我知道練習瑜伽有很多好處，可是住家附近沒有瑜伽教室，所以沒辦法學……」的確，在教室裡做瑜伽，通常會比較容易專心。透過專業老師的指導，能讓身體充分感受到運動的效果。但是，在自己的房間裡，依照自己的步調練習瑜伽，也會有很多的好處。瑜伽本來就不是與別人競賽的運動，如果在自己的房間練習，不僅不必在意別人，對於沒時間去上瑜伽課的人而言，也較容易養成練習瑜伽的習慣。而且，在自己的房間裡練完瑜伽之後，也可以直接仰躺放鬆，或鑽入被窩裡睡覺。像這樣在自己最無顧忌的空間裡練習瑜伽，心情能夠全然放鬆，達到很好的運動效果。

　　以「讓身心全然放鬆的瑜伽」為主題，本書所介紹的動作完全配合早晚的身體節奏而設計，呼應著從早上起床到晚上睡覺前的生活作息，而且所有的動作都能夠輕鬆做到。若想一次完整練習全部的動作也OK，但不要過分勉強自己，建議先從容易做得到的動作開始。如果因為工作繁忙，或因為處理家務、照顧小孩、照料病人等原因而無法撥出太多時間練習，只要一天利用5分鐘的時間，執行一個動作即可。請務必試試看！讓身體舒服地伸展，那種感覺一定會讓你難以忘懷。

サントーシマ香

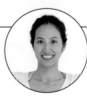

講師
サントーシマ香

（santosima kaori）
專業瑜伽教練。全美瑜伽聯盟認定瑜伽講師（E-RYT200）。學生時代接觸瑜伽之後，就深深感動於瑜伽的力量，體會到身心平衡的美好。2002年赴美，以舊金山為據點學習瑜伽，並在當地擔任瑜伽教練。回到日本之後，目前以東京為主要教學地點，致力於教導及推廣能在日常生活中輕鬆進行的瑜伽運動。著有《サントーシマ香的生理期舒緩瑜伽》（暫譯）（主婦之友社）、《心靈放鬆的居家瑜伽課程》（暫譯）（高橋書店）等書。
http://www.santosima.com/

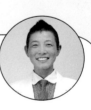

醫學指導
高尾美穗

（Takao miho）
婦產科醫師、醫學博士、運動醫學專科醫師。東京慈惠會醫科大學畢業之後，曾在該大學的附屬醫院婦產科擔任助教。目前在女性專屬的綜合診所任職，以副院長的身分在婦產科看診，並為女性運動員提供身心醫療協助。學習瑜伽的資歷已超過十年，並以教學者的身分活躍於各類講座及演講活動。
http://www.mihotakao.jp/

CONTENTS

前言 2

你一定要注意…… 6

1 每個人都可以輕鬆做瑜伽！　～專屬於你的「舒服・自在」～　8

動一動下半身 10
動一動上半身 13

2 掌握正確的呼吸法　～呼吸與身體的美好關係～　16

基本的腹式呼吸 18
萬歲動作 20
橋式體位法 22

3 早安！喚醒身體的細胞　～展開元氣飽滿的一天～　24

貓式→下犬式 26
戰士一式 28
桌式 30

4 坐在椅子上動一動　～上半身恢復精神～　32

椅子版本的鷹式 34
椅子版本的野兔式 38

5 將牆壁當作輔具　～全身煥然一新～　40

倚牆練習的下犬式 42
倚牆練習的半犁式 44
倚牆練習的樹式 46

6 平靜的午後閒暇　～伸伸懶腰，身心舒暢～　48

動物式伸展操 50
半魚王式 52
魚式 54

7 夜晚的放鬆時間　～溫柔對待自己的身體～　56

體側伸展操 58
俯臥的鱷魚扭轉式 62

8 晚安！預約一夜好眠　～平心靜氣，全然放鬆～　64

手腳放鬆操 66
仰躺束角式 68
壓腿排氣式 70

yoga column

緊縮＆拉伸 15
呼吸與自律神經 21
借助晨光調整生理時鐘 27
利用椅子減輕身體負擔 39
透過平衡感瞭解精神狀態 43
利用深呼吸活化內臟機能 55
打造美好的夜間瑜伽環境 60
藉由瑜伽調整自律神經 66

開始練習瑜伽吧！
不過，還有一些小叮嚀……

你一定要注意……

確認身體狀況

開始做瑜伽之後，身心的疲憊感和壓力就能獲得舒緩。但是，如果遇到以下這些狀況，請暫時停止練習瑜伽，千萬不要勉強自己！

◎飯後兩小時以內（肚子覺得飽飽的）

◎發燒中＆感冒中等身體不適時

◎生理期（尤其是月經來潮第一至三天，經血量較多的時期）

◎感到疼痛的時候（尤其避免進行讓疼痛部位感到不適的動作）

 Attention！

如果本身有以下狀況，請先向醫師詢問是否能夠練習瑜伽。

◎懷孕中或剛生產完的女性

◎患有高血壓、糖尿病、心臟病、癲癇、疝氣等疾病

◎受傷治療中，或傷口剛癒合

◎患有其他慢性病

環境需求

本書所介紹的動作有些會使用到牆壁或椅子，但是基本上，只要有足以伸展手腳的空間，無論在什麼地方都可以做瑜伽。如果能多費一些心思調整房間的狀況，就能製造出更適合練習瑜伽的環境，讓自己可以更放鬆、更專注地做瑜伽。

◎地板保持乾淨，開窗讓空氣流通之後再練習瑜伽

◎最好在自然光線（打開窗簾）的照射下做瑜伽

◎室內燈光改用間接照明等亮度較低的燈光

◎關閉電視、收音機、快節奏音樂、手機等

適當的服裝

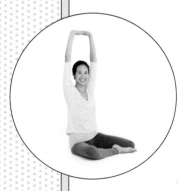

市售的瑜伽服有很多選擇，如果沒有專用的服裝，只要穿著不過緊又易於活動的服裝就可以了。為了能更輕易感受到瑜伽練習帶來的舒適感，請選擇觸感好、穿起來舒服、以天然材質製作的服裝。而為了避免在進行站立動作時滑倒，請脫掉襪子，赤腳練習瑜伽。

輔助道具

本書介紹的動作並不複雜，不需要特殊的道具就能做到。不過，如果能預先準備以下輔具，就能幫助自己更容易做到課程中的動作。

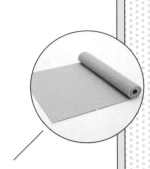

〈瑜伽墊〉
鋪上瑜伽墊之後，就算躺在木質地板等堅硬的地面上練習瑜伽，身體也不會感到疼痛。瑜伽墊有防滑和穩定的作用，可幫助學習者更容易做出踏步或支撐體重的動作。購買時請選擇有一定厚度、不會太薄的瑜伽墊。如果是在地毯或榻榻米上練習瑜伽，原則上不使用瑜伽墊也OK。

〈坐墊＆浴巾〉
練習瑜伽體位法時，如果身體無法維持平穩，可借助坐墊或捲起來的浴巾來輔助自己。利用放置或夾住的方式讓身體保持平穩（請見P.31、P.51、P.69）。

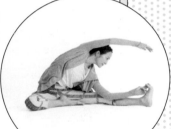

練習瑜伽的正確觀念

練習瑜伽時，動作做得漂亮與否並不重要，最重要的身心得到放鬆，此時身體的重心會變得穩定，肌肉能夠得到舒服的伸展。就算自己的動作無法和示範圖一樣也沒有關係，請全心品味過程中「舒服」的感覺。如果進行伸展或移動會感到疼痛，請馬上停止，不要勉強自己。

本書的動作分類

本書已將瑜伽動作依照最適合進行的時間（早、午、晚）進行分類，並加以說明。如果想在其他時間進行這些動作，也完全沒有問題。時間充裕時，不限於只挑一個喜歡的動作來練習，也可練習多種動作。而針對各時段安排的動作，也並不一定要在該時段內全部做完。請以自己感到舒適為基準，安排最適合自己的瑜伽練習方式。

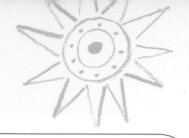

1

每個人都可以輕鬆做瑜伽!

～專屬於你的「舒服‧自在」～

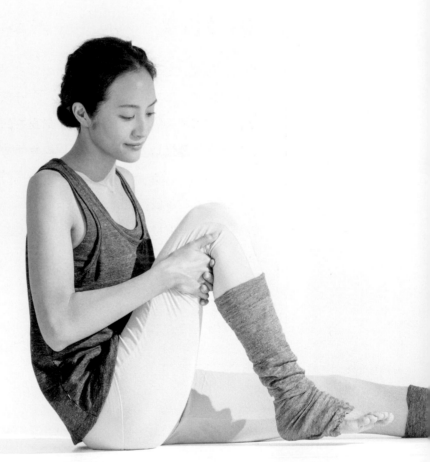

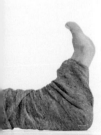

動一動平常沒有使用到的部位

也許你曾經想過：「雖然對於學習瑜伽有興趣，但我的身體太僵硬了，根本做不來。」老實說，這樣的想法真是一個很大的誤解！練習瑜伽的時候，最重要的並不是漂亮的姿勢，而是感受到「舒服」，所以就算無法做出完美的動作也沒關係。在第一個單元的課程中，我們將仔細地伸展和轉動身體的各個部位，讓平常沒有使用到的關節和肌肉動起來。請好好體會身體的感受吧！只要能體會到「好舒服」、「放輕鬆」的感覺就可以了，並試試看自己的身體能夠動到什麼程度。學習瑜伽的第一步，就是瞭解現在的自己。那麼，我們開始吧！

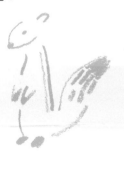

動一動下半身

活化下半身機能，
緩解氣血循環不佳的狀況

大部分的人應該都沒有注意過自己的身體平時是怎麼活動的。先試著動一動平常很少使用到的關節，讓身體甦醒過來吧！請先從下半身的末梢開始動起來，同時以鼻子吸氣和呼氣。

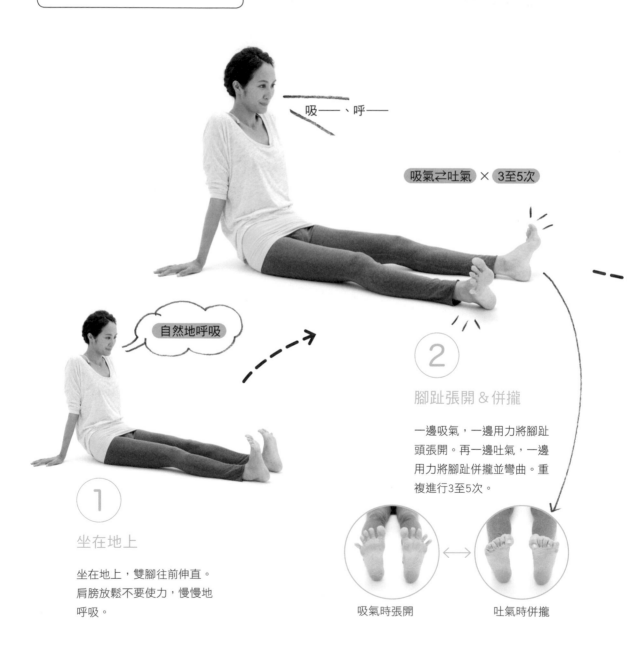

吸——、呼——

吸氣⇄吐氣 × 3至5次

自然地呼吸

②

腳趾張開 & 併攏

一邊吸氣，一邊用力將腳趾頭張開。再一邊吐氣，一邊用力將腳趾併攏並彎曲。重複進行3至5次。

①

坐在地上

坐在地上，雙腳往前伸直。肩膀放鬆不要使力，慢慢地呼吸。

吸氣時張開 ←→ 吐氣時併攏

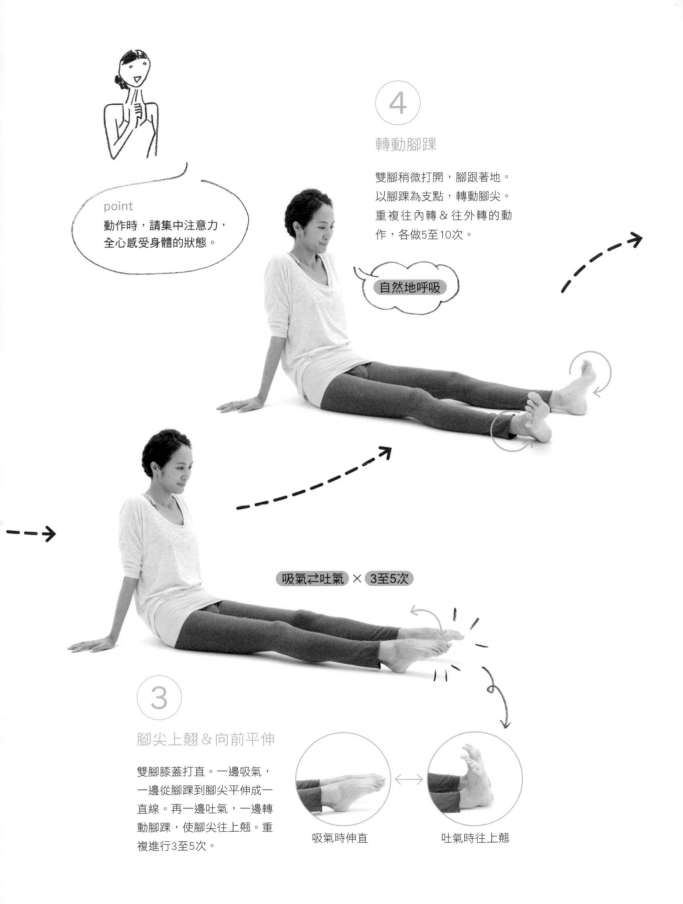

④ 轉動腳踝

雙腳稍微打開，腳跟著地。以腳踝為支點，轉動腳尖。重複往內轉＆往外轉的動作，各做5至10次。

自然地呼吸

吸氣⇄吐氣 × 3至5次

③ 腳尖上翹＆向前平伸

雙腳膝蓋打直。一邊吸氣，一邊從腳踝到腳尖平伸成一直線。再一邊吐氣，一邊轉動腳踝，使腳尖往上翹。重複進行3至5次。

吸氣時伸直　　　　吐氣時往上翹

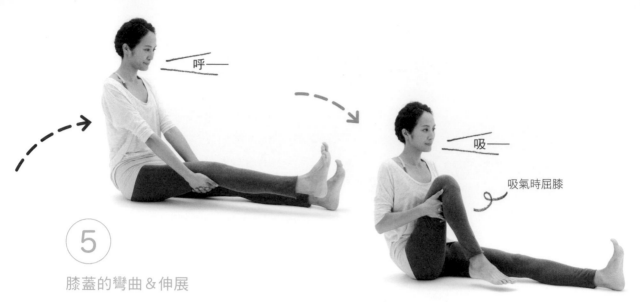

呼

吸

吸氣時屈膝

⑤ 膝蓋的彎曲&伸展

雙手抱住單腳膝蓋後側，輕
輕吐氣，接著一邊吸氣，一
邊屈膝把大腿拉近胸前，膝
蓋以下的部分往上伸。再一
邊吐氣，一邊把腿放下來。
重複進行3至5次。左腳也
以相同方式進行。

另一腳也要做唷！

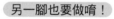

吸氣⇄吐氣 × 3至5次

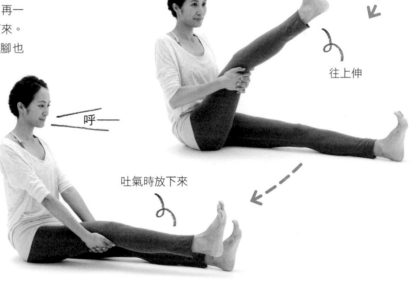

往上伸

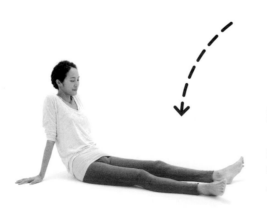

呼

吐氣時放下來

⑥ 放鬆

雙腳伸直，閉上眼睛。一邊
慢慢呼吸，一邊感受做完動
作後身體的感覺。

動一動上半身

舒緩手指、肩膀，
以及背部的緊繃僵硬

現代人多半都有肩膀或背部僵硬、緊繃的煩惱，我們可以從手指開始，讓手腕、手肘、肩膀、背部的肌肉和關節全部動起來，消除緊繃的感覺。如果身體感到僵硬，做動作時要更加仔細，這樣才能促進血液循環，舒緩疼痛和緊繃感。不管是坐在地上還是椅子上，都可以進行這些動作。

吸氣 ⇄ 吐氣 × 3至5次

吸——、呼——

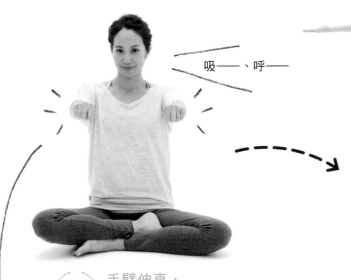

吸——

吸氣 ⇄ 吐氣 × 3至5次

呼——

① 手臂伸直，
手掌打開＆握拳

雙手往前伸直，一邊吸氣，一邊打開手掌。再一邊吐氣，一邊雙手握拳。重複進行3至5次。

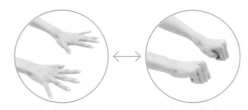

吸氣時張開手掌　　吐氣時握拳

② 雙手向左右伸展
＆彎曲

手心朝上，雙手分別向左右平伸延展，並保持與肩同高。接著彎曲手肘，指尖輕觸肩膀；吸氣時手臂伸直，吐氣時手肘彎曲。重複進行3至5次。

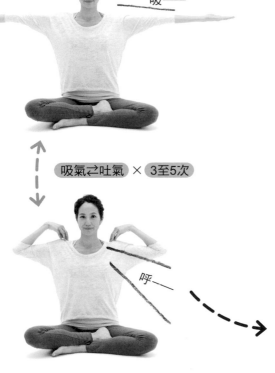

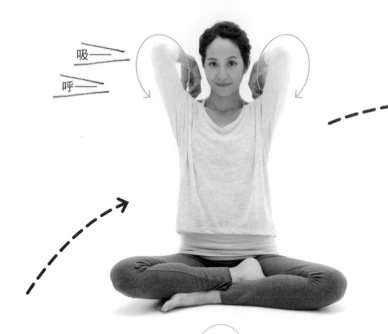

吸 ===

呼 ===

③

手臂伸直，
指尖朝上翻立手掌

雙手分別向左右平伸延展，手
心朝下。一邊吸氣，一邊轉動
手腕，手掌往上翹起，呈現掌
心向外的姿勢。接著一邊吐
氣，一邊將手腕往下轉，呈現
掌心向內（朝向身體）的姿
勢。從手腕到手指都要用力伸
展。重複進行3至5次。

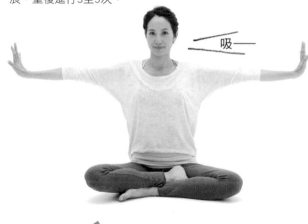

吸 ——

④

彎曲手肘，
往外畫圓轉動肩膀

彎曲手肘，指尖輕觸肩膀，
接著往外（由前往後）轉動
肩關節，使手肘大幅度隨之
轉動畫圓。轉上半圈時同步
吸氣，轉下半圈時同步吐
氣。仔細感受整個肩胛骨的
活動狀態，重複進行5至10
次。

吸氣⇄吐氣 × 3至5次

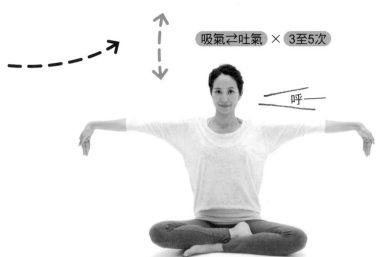

呼 ——

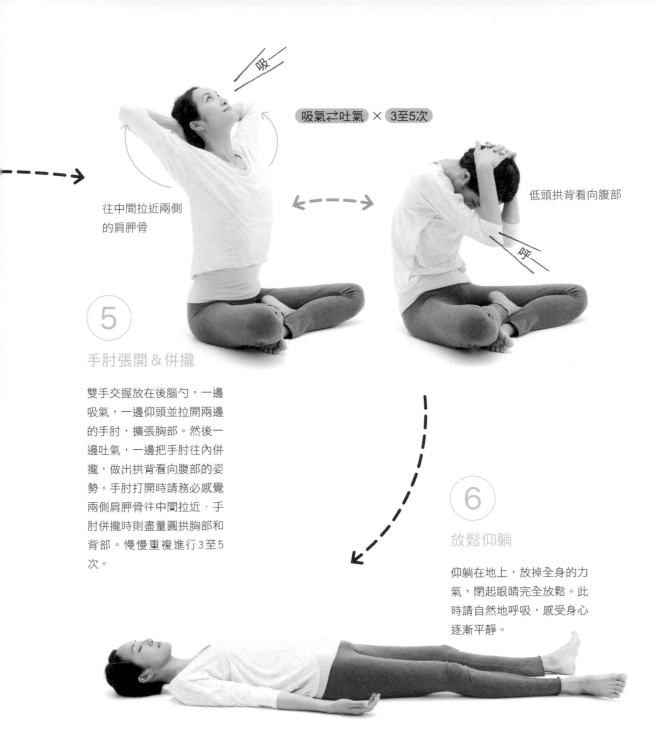

吸

吸氣⇄吐氣 × 3至5次

低頭拱背看向腹部

往中間拉近兩側
的肩胛骨

呼

⑤

手肘張開＆併攏

雙手交握放在後腦勺，一邊
吸氣，一邊仰頭並拉開兩邊
的手肘，擴張胸部。然後一
邊吐氣，一邊把手肘往內併
攏，做出拱背看向腹部的姿
勢。手肘打開時請務必感覺
兩側肩胛骨往中間拉近，手
肘併攏時則盡量圓拱胸部和
背部。慢慢重複進行3至5
次。

⑥

放鬆仰躺

仰躺在地上，放掉全身的力
氣，閉起眼睛完全放鬆。此
時請自然地呼吸，感受身心
逐漸平靜。

---- yoga column ----

緊縮＆拉伸

我們活動關節的時候，肌肉會隨之連動，變得有時緊縮有時
拉伸。日常生活中的不良動作則會破壞肌肉收縮的平衡，造
成局部肌肉負擔過重，容易引起身體的疼痛。只要讓關節往
正確的方向充分運動，肌肉會重複地呈現緊縮和拉伸，如此
一來就能促進血液循環。

lesson

2

掌握正確的呼吸法

~呼吸與身體的美好關係~

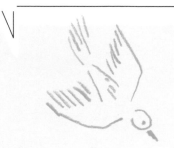

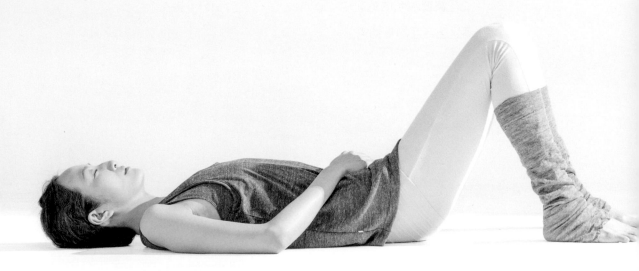

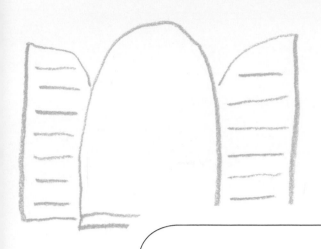

入門基本功 —— 腹式呼吸

練習瑜伽時，「感受呼吸」是一件相當重要的事。其中，最基本的呼吸方式就是腹式呼吸法。在第二單元裡一起學習這個基本的呼吸方式吧！腹式呼吸法可透過深呼吸的方式，刺激副交感神經，進而達到放鬆身心的效果。當我們陷入被時間追趕的忙碌狀態時，呼吸會變得淺短，身體也常常會變得緊繃。如果能夠以緩慢的步調進行深長的呼吸，就能消除身心的緊繃感，讓我們從壓力中獲得解放。請在練習瑜伽的過程中，試著配合呼吸活動身體，將氣息傳送至身體的每個角落。

基本的腹式呼吸

瑜伽有各式各樣的呼吸方式，其中最基本的就是腹式呼吸法——吸氣時肚子鼓起，吐氣時肚子下凹。請慢慢地深呼吸，連帶讓肚子自然地產生動作，好好地體會腹式呼吸的感覺吧！

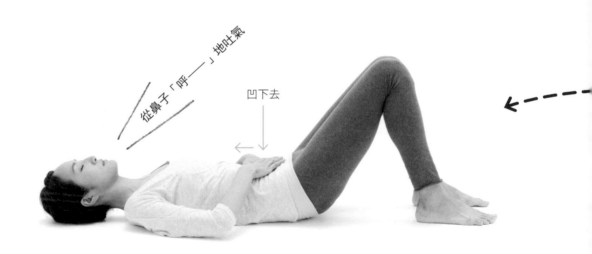

從鼻子「呼——」地吐氣

凹下去

1

肚子下凹時
同步吐氣

仰躺在地上，雙腳膝蓋輕輕彎曲並立起，雙手的掌心覆蓋在肚子上。先輕輕吸氣，臀部夾緊，然後一邊讓肚子凹陷下去，一邊以鼻子「呼——」地將氣排出。腰部和地板之間若有空隙，請往下壓，直到感覺背部平貼於地板上。

point
雙手輕放在肚子上，感覺呼吸所帶動的腹部動作！

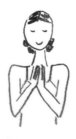

腹式呼吸的訣竅

● 基本上皆以鼻子吸氣和吐氣。吸氣和吐氣的長度要一致，保持呼吸節奏的平順。

● 吸氣時橫膈膜往下壓，讓肚子有如氣球充氣般鼓起。吐氣時使橫膈膜往上提，讓肚子彷彿往內縮一般變得扁平和堅硬。

● 吐氣的時候，請想像將體內多餘濁氣排出體外的感覺。

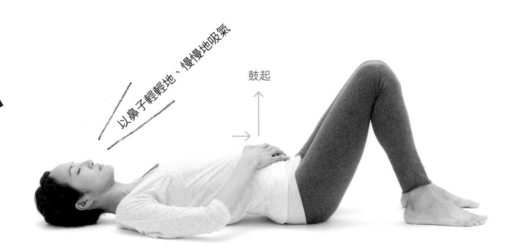

以鼻子輕輕地、慢慢地吸氣

鼓起

2

肚子向上鼓起時
同步吸氣

完成吐氣動作之後，放鬆內縮下凹的肚子，以鼻子吸氣＆鼓起肚子。此時請想像著身體放鬆，空氣流入體內的感覺。以緩慢的節奏重複①→②的動作。

萬歲動作

主要功效

· 消除身體的緊繃感
· 促進血液循環、新陳代謝

掌握基本的腹式呼吸法之後，配合呼吸，加入雙手上下活動的簡單動作吧！關鍵點就是配合呼吸的節奏，流暢地進行動作。

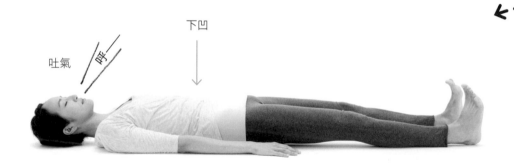

吐氣 呼

下凹

1

吐氣時，
肚子同步向下凹陷

仰躺在地上，兩手自然地放在身體兩側。先自然呼吸，接著一邊以鼻子吐氣，一邊內收下凹肚子。

呼吸與自律神經

呼吸及體溫變化、血液循環等生命活動，大多都是由自律神經（交感神經和副交感神經）負責掌控。身體進入活動模式時，交感神經占優勢；身體進入休息模式時，副交感神經占優勢。進行腹式呼吸時，由於身體呈現副交感神經占優勢的狀態，因此能夠消除身心的緊繃，感到放鬆。

吸氣⇄吐氣 × 5至10次

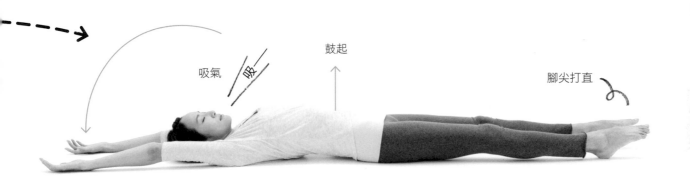

吸氣　吸

鼓起

腳尖打直

全身伸展

2

一邊吸氣，
一邊慢慢做萬歲動作

一邊吸氣，一邊讓肚子鼓起來，同時慢慢將手往上抬，做出雙手高舉的萬歲動作。重點是要以同樣的節奏，平順地將手往上舉，再隨著吐氣將雙手放回原位。重複進行5至10次。

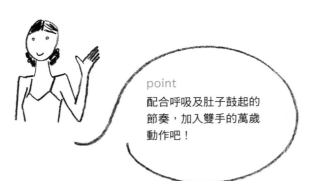

point
配合呼吸及肚子鼓起的節奏，加入雙手的萬歲動作吧！

橋式體位法

主要功效

· 矯正脊椎或骨盆的歪斜
· 預防尿失禁
· 提臀

保留萬歲動作,並進一步練習「橋式」體位法。仰躺時抬高腰部,能夠改善骨盆周圍的血液循環不良,舒緩生理痛等女性特有煩惱。橋式體位法有助於鍛鍊骨盆底肌群和臀部的肌肉,因而也能發揮預防尿失禁及提臀的功效。

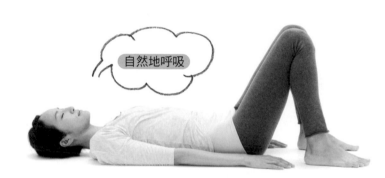

自然地呼吸

1

仰躺,
膝蓋彎曲並立起

仰躺在地上,雙腳膝蓋彎曲並立起。雙腳略開,與骨盆同寬,外側保持平行。慢慢調整呼吸節奏。

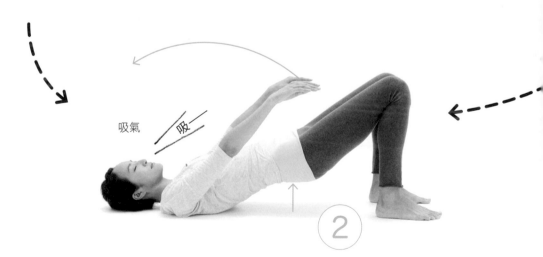

吸氣 / 吸

2

一邊做萬歲動作,
一邊將腰臀往上抬

以鼻子吸氣時,同步將手往上抬,做出雙手高舉的萬歲動作&臀部內收抬起,同時腳掌使力下踩。

! 注意! 生理期及頭痛時,請不要進行這組動作。

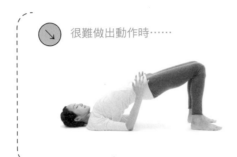

很難做出動作時……

上臂至手肘平壓地面，以手支撐身體

如果很難抬起腰臀，手的部分請不要做萬歲動作，只要將手肘彎曲、上臂壓地，以手輕托腰部往上抬即可。不必勉強把腰抬高。

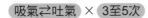
吸氣⇄吐氣 × 3至5次

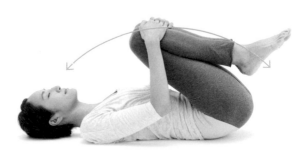

以肩胛骨的外側來支撐體重

雙腳膝蓋保持與骨盆同寬，不可朝外打開或內收，腳掌內側使力壓向地板。

③

腰部維持上抬姿勢，重複進行②→③

以不造成頭部負擔為前提，利用肩胛骨的外側支撐體重，並抬起腰臀。吸氣時同步上抬手和腰臀，吐氣時同步放低手和腰臀。重複進行3至5次。

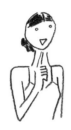

point
下半身充分活動，上半身保持輕鬆。請專心感受鼠蹊部（腹部與下肢連接處）的伸展。

④ 抱膝放鬆

脊椎由上而下慢慢地平貼至地面，順勢將腰臀整個放下。最後以雙手抱住膝蓋，背部拱起，讓身體前後來回搖動，使腰部和背部緊繃的肌肉能夠得到充分的放鬆。

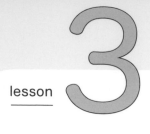

早安！喚醒身體的細胞

～展開元氣飽滿的一天～

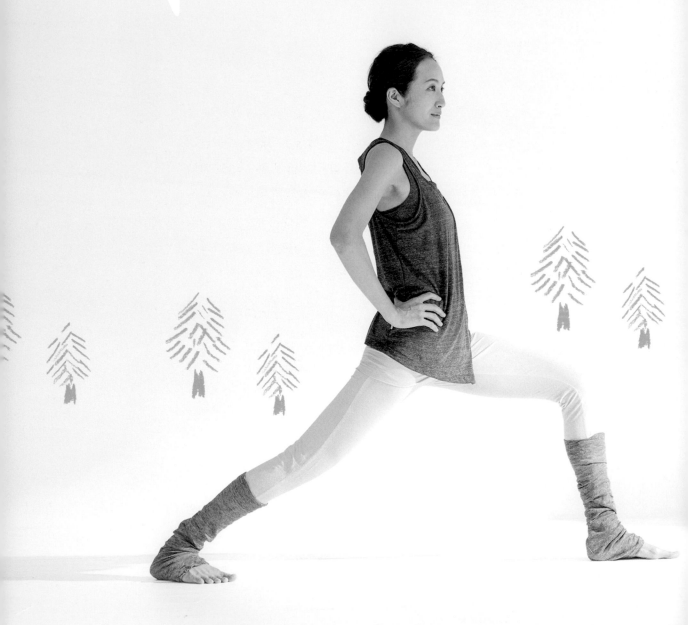

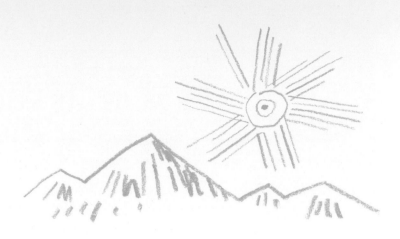

切換身心的節奏

一日之中，自然萬物都有著運行的規律，我們的身體當然也有一定的節奏性。第三單元介紹的是早晨的瑜伽，以期在一夜之後，能夠幫助身體巧妙地切換狀態，喚醒神清氣爽的美好早晨。本單元安排的動作對肌肉會造成輕微的負擔，進而使交感神經處於優位，幫助身心切換到活動模式。請打開窗簾和窗戶，讓室內充滿晨光及新鮮空氣，在明朗的環境中進行運動。待養成習慣之後，自然就能調整生活規律，白天不再昏昏沉沉，晚上也會變得比較容易入睡。

貓式→下犬式

主要功效

· 調節全身的循環
· 緩解腰痛與肩膀僵硬
· 矯正不良姿勢

配合呼吸，連續進行兩個動作，就能舒緩早上起床時的緊繃肌肉。我們的脊椎匯聚著許多重要的神經，這組動作可讓僵硬的脊椎得到伸展，並活絡身體機能。而隨著脊椎的伸展逐步改善體態，身體的曲線也會變得更美麗。

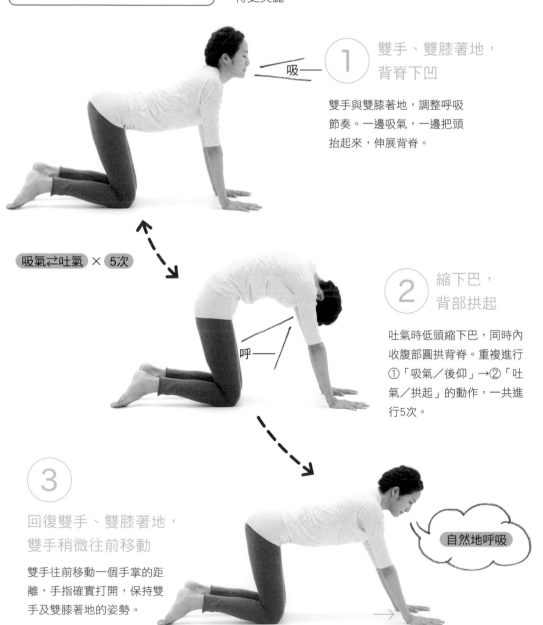

吸——

① 雙手、雙膝著地，背脊下凹

雙手與雙膝著地，調整呼吸節奏。一邊吸氣，一邊把頭抬起來，伸展背脊。

吸氣⇄吐氣 × 5次

呼——

② 縮下巴，背部拱起

吐氣時低頭縮下巴，同時內收腹部圓拱背脊。重複進行①「吸氣／後仰」→②「吐氣／拱起」的動作，一共進行5次。

③

回復雙手、雙膝著地，雙手稍微往前移動

雙手往前移動一個手掌的距離，手指確實打開，保持雙手及雙膝著地的姿勢。

自然地呼吸

借助晨光
調整生理時鐘

我們的身體大致是以二十四小時為週期進行著規律的運轉，也就是所謂的「生理時鐘」，血壓、體溫、荷爾蒙分泌等都會依據生理時鐘而產生變化。現代人大多有失眠的煩惱，主要的起因就是生活節奏紊亂。為了能夠調整生理時鐘，起床時請沐浴在早晨的陽光下，並讓自己的身體動起來，藉此讓身體的運行規律回到正常的狀態。

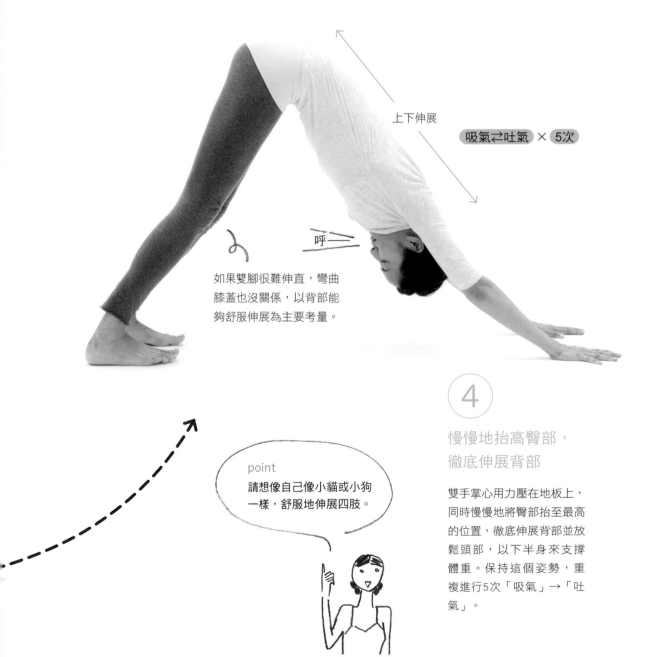

上下伸展

吸氣⇄吐氣 × 5次

如果雙腳很難伸直，彎曲膝蓋也沒關係，以背部能夠舒服伸展為主要考量。

呼

point
請想像自己像小貓或小狗一樣，舒服地伸展四肢。

4

慢慢地抬高臀部，
徹底伸展背部

雙手掌心用力壓在地板上，同時慢慢地將臀部抬至最高的位置，徹底伸展背部並放鬆頭部，以下半身來支撐體重。保持這個姿勢，重複進行5次「吸氣」→「吐氣」。

戰士一式

主要功效

・提高全身的活動力
・讓心情變得樂觀正面
・緩和身體冰冷及浮腫
・鍛鍊腰部和腿部

雙腳前後大幅打開，有助於放鬆鼠蹊部（腹部與下肢連接處）。雙手上舉，則可活絡身體機能，促進血液及淋巴的循環，進而讓身心活躍起來。如果早上起床後常常會有浮腫、疲倦、關節僵硬等症狀，特別建議練習這個體位法。

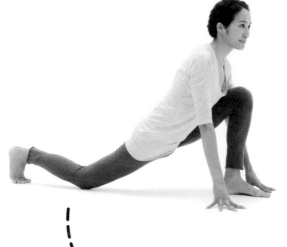

1

雙腳前後
大幅度打開

左腳往前大步踏出，身體重心往下降。右腳膝蓋著地，左腳屈膝立起。雙手放在左腳兩側並取得平衡。

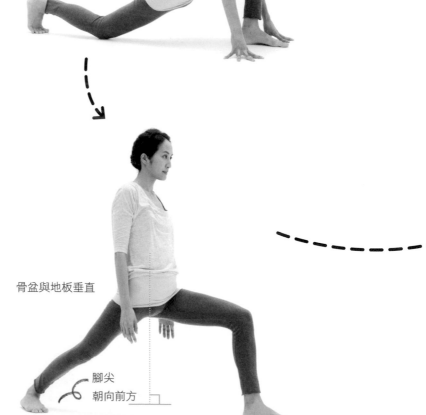

2

抬起上半身

雙手與右膝離地，向上抬起上半身，左膝彎曲以穩住重心。右腳位於身體後方，腳跟緊貼地面，以免縮小步幅。雙腳前後拉開的距離約為一條腿的長度。

骨盆與地板垂直

腳尖
朝向前方

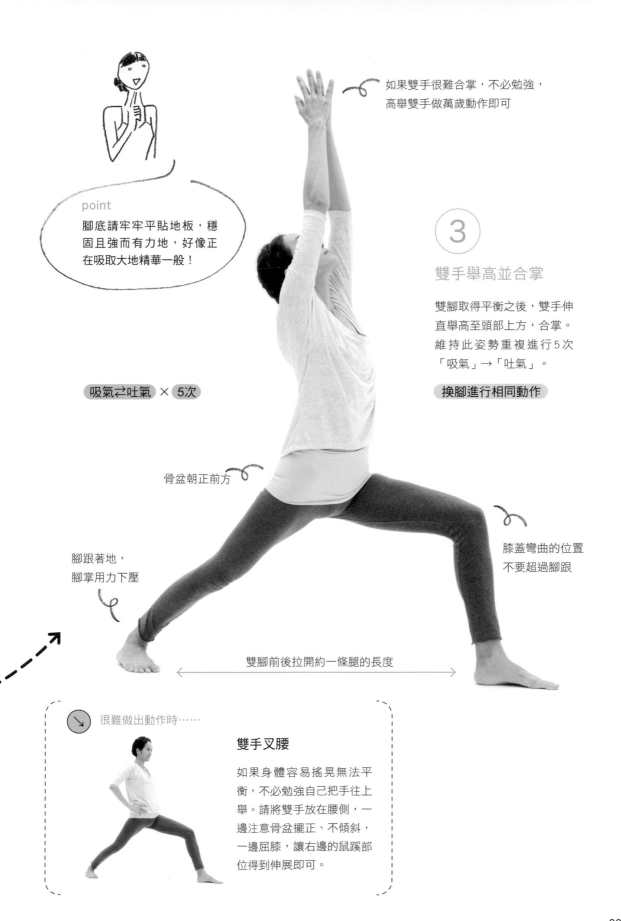

如果雙手很難合掌，不必勉強，
高舉雙手做萬歲動作即可

point

腳底請牢牢平貼地板，穩
固且強而有力地，好像正
在吸取大地精華一般！

吸氣⇄吐氣 × 5次

③

雙手舉高並合掌

雙腳取得平衡之後，雙手伸
直舉高至頭部上方，合掌。
維持此姿勢重複進行5次
「吸氣」→「吐氣」。

換腳進行相同動作

骨盆朝正前方

腳跟著地，
腳掌用力下壓

膝蓋彎曲的位置
不要超過腳跟

雙腳前後拉開約一條腿的長度

很難做出動作時……

雙手叉腰

如果身體容易搖晃無法平
衡，不必勉強自己把手往上
舉。請將雙手放在腰側，一
邊注意骨盆擺正、不傾斜，
一邊屈膝，讓右邊的鼠蹊部
位得到伸展即可。

桌式

主要功效

· 擴胸，進行深層呼吸
· 舒緩肩膀僵硬的肌肉
· 心情愉快
· 背部和臀部變得緊實

這組動作能將原本往前縮的胸部，朝兩側大幅度向外擴張，深層呼吸。早晨的新鮮空氣進入全身之後，心情也會跟著開朗起來。

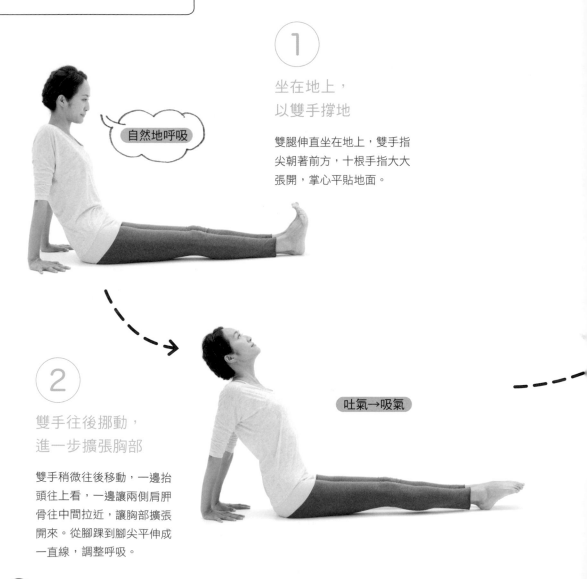

自然地呼吸

① 坐在地上，以雙手撐地

雙腿伸直坐在地上，雙手指尖朝著前方，十根手指大大張開，掌心平貼地面。

吐氣→吸氣

② 雙手往後挪動，進一步擴張胸部

雙手稍微往後移動，一邊抬頭往上看，一邊讓兩側肩胛骨往中間拉近，讓胸部擴張開來。從腳踝到腳尖平伸成一直線，調整呼吸。

! 注意！ 這組動作對手腕的負擔較大一些，手腕疼痛時請勿進行。

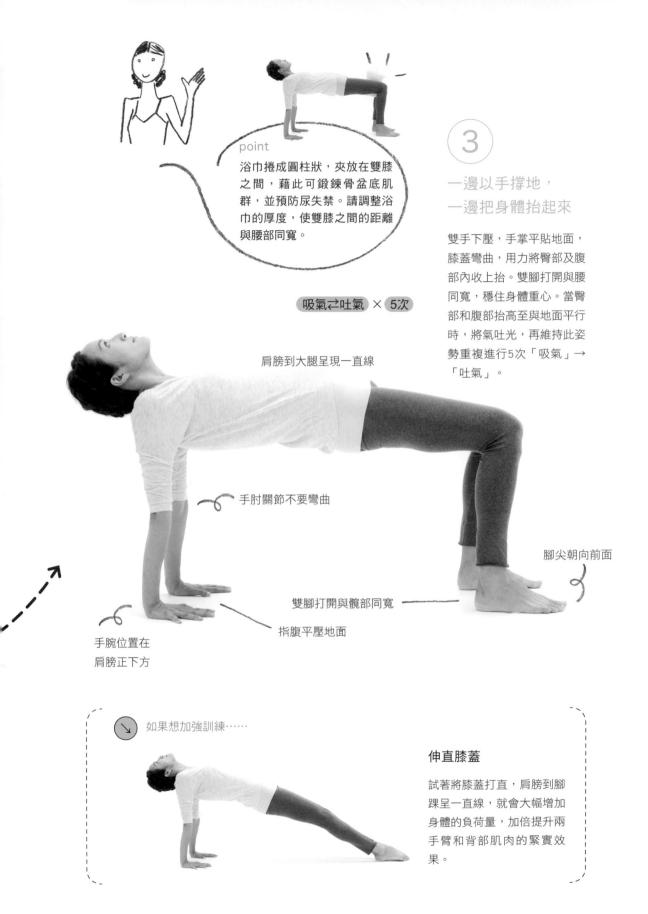

point

浴巾捲成圓柱狀，夾放在雙膝之間，藉此可鍛鍊骨盆底肌群，並預防尿失禁。請調整浴巾的厚度，使雙膝之間的距離與腰部同寬。

吸氣 ⇄ 吐氣 × 5次

③

一邊以手撐地，
一邊把身體抬起來

雙手下壓，手掌平貼地面，膝蓋彎曲，用力將臀部及腹部內收上抬。雙腳打開與腰同寬，穩住身體重心。當臀部和腹部抬高至與地面平行時，將氣吐光，再維持此姿勢重複進行5次「吸氣」→「吐氣」。

肩膀到大腿呈現一直線

手肘關節不要彎曲

腳尖朝向前面

雙腳打開與髖部同寬

指腹平壓地面

手腕位置在肩膀正下方

如果想加強訓練……

伸直膝蓋

試著將膝蓋打直，肩膀到腳踝呈一直線，就會大幅增加身體的負荷量，加倍提升兩手臂和背部肌肉的緊實效果。

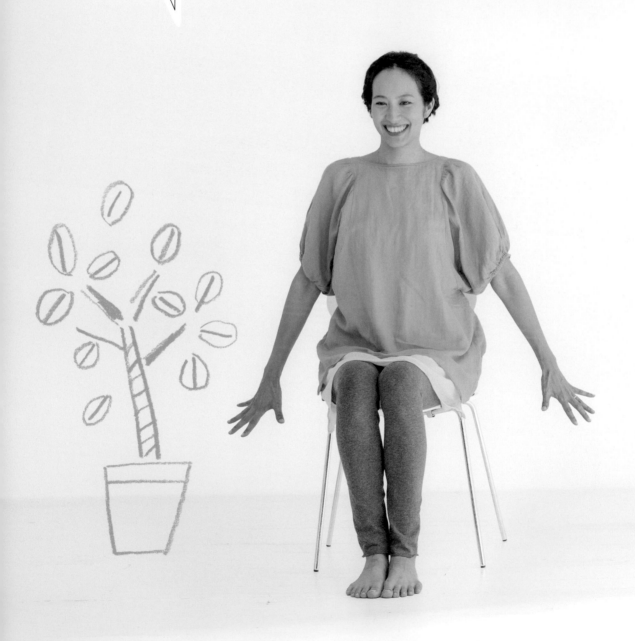

lesson

4

坐在椅子上動一動

~上半身恢復精神~

32

預防肩頸僵硬

大部分的人都有肩膀僵硬、腰痛、眼睛疲勞這類困擾，若說是「現代流行病」一點兒也不誇張。電腦及智慧型手機普及之後，人們的生活習慣大幅改變，很容易引發這些不適症狀。第四單元所介紹的瑜伽練習，坐在椅子上就能進行，讓我們一起來放鬆僵硬的上半身吧！這些動作都具有伸展效果，請一邊慢慢地呼吸，一邊感受身體伸展的部位。緊繃的脖子、肩膀、眼睛等部位一旦得到舒緩，血液循環就會加快，也就能夠防止肌肉僵硬或疼痛了。由於坐著就能輕鬆進行，只要在工作或做家事時找個空檔，就可立即活動一下，讓自己恢復精神。

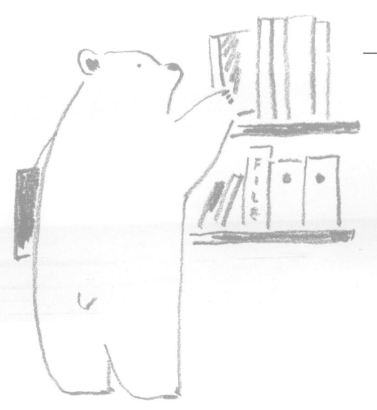

椅子版本的
鷹　式

主要功效

· 舒緩僵硬的脖子、肩膀、背部

· 促進上半身的血液循環

原本的「鷹式」體位法為雙腳交纏＆微彎膝蓋的站姿，並非坐在椅子上進行。這裡介紹的是保留手臂交纏，下半身直接坐在椅子上的簡化版「鷹式」。此動作有助於放鬆緊繃的脖子、肩膀與背部。

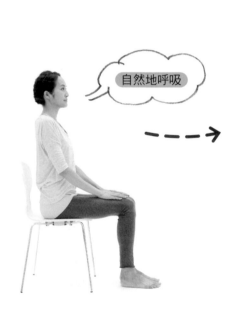

自然地呼吸

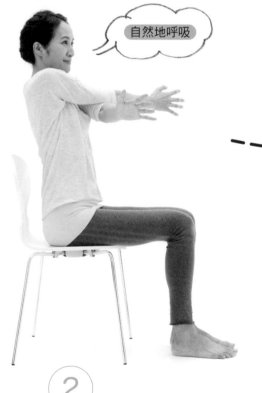

自然地呼吸

坐在椅子上

坐在椅子上，面朝前方。

② 左右手臂交叉

右手放在左手上，雙手手臂在身體前方大幅度地交叉。

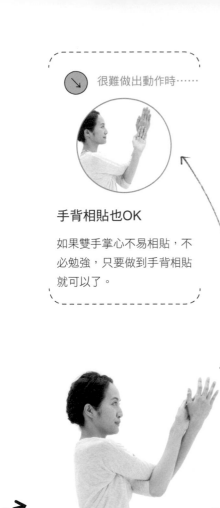

很難做出動作時……

手背相貼也OK

如果雙手掌心不易相貼，不
必勉強，只要做到手背相貼
就可以了。

point
肩膀放輕鬆不要出力。藉由
肩胛骨的活動，緩解肌肉僵
硬和緊繃。

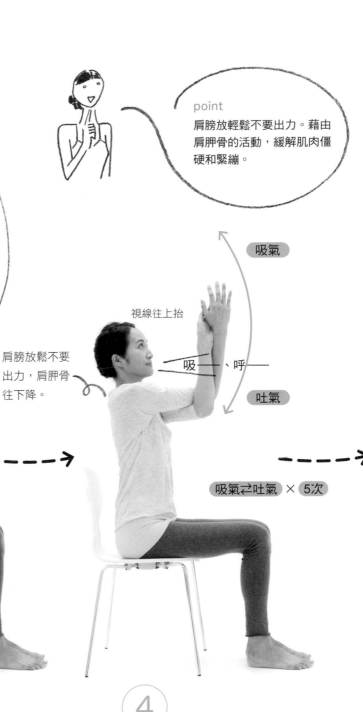

視線往上抬

吸氣

吸——、呼——

吐氣

肩膀放鬆不要
出力，肩胛骨
往下降。

吸氣⇄吐氣 × 5次

③ 手臂持續交纏，
雙手掌心相貼

保持左右手臂交叉，手肘彎
起後，使雙手掌心相貼。

④ 手肘上、下移動

一邊吸氣，一邊將手肘抬高
至肩膀的高度。然後一邊吐
氣，一邊稍微下降手肘的位
置。重複進行5次，並保持
視線看向指尖。

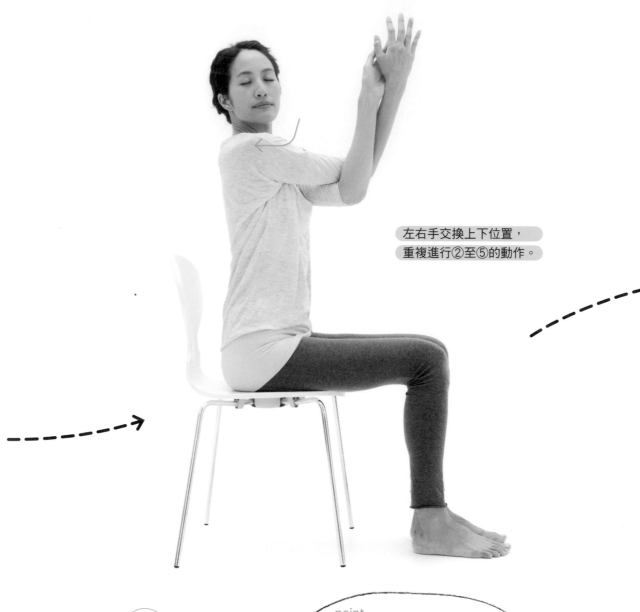

左右手交換上下位置，
重複進行②至⑤的動作。

⑤

臉轉向側面，
伸展頸部

臉轉向右邊，藉此伸展頸
部。接著左右手互換上下
位置（換成左手放在右手
上），重複進行②至⑤的動
作。

point
即使只有重複⑥→⑦的動作，同樣也
能達到舒緩緊繃的效果。平時不論是
處理文書工作、使用電腦或做家事，
都可以利用空檔進行這些動作，如此
一來就能預防肩膀或背部變得僵硬。

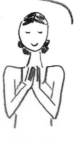

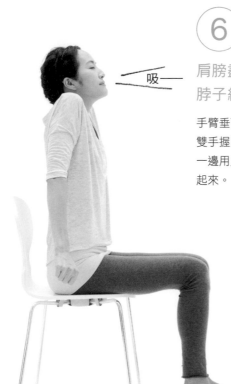

(6)

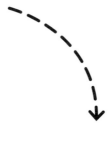
吸——

肩膀盡量上抬，
脖子縮起來

手臂垂下，放鬆不要出力。
雙手握緊拳頭，一邊吸氣，
一邊用力上抬肩膀，脖子縮
起來。

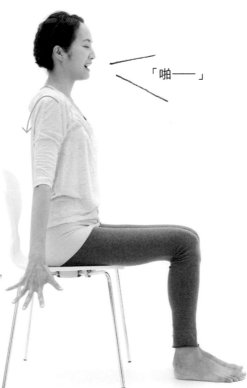
「啪——」

(7)

嘴巴發出「啪——」的聲音，
肩膀轉向後方並放下

一邊發出「啪——」的聲
音，一邊吐氣，同時間，手
臂分別向左右伸展出去，手
指用力張開，肩膀往後轉開
並順勢放下。靜靜地感受血
液循環加速的感覺。

椅子版本的 **野兔式**

主要功效

- · 舒緩僵硬的肩膀、脖子
- · 舒緩眼睛疲勞
- · 使頭腦清醒

這組動作只要坐在椅子上就能輕鬆進行。上半身前彎的動作，可促進血液流向頭部，改善血液循環。而整組練習則有助於消除眼睛疲勞、肩頸僵硬，並且能夠緩和緊繃感。

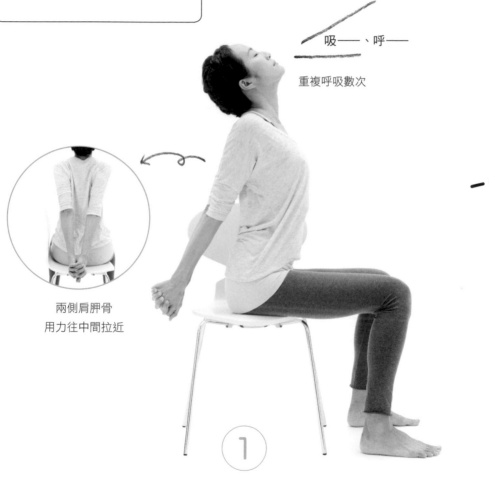

吸——、呼——

重複呼吸數次

兩側肩胛骨
用力往中間拉近

①

坐在椅子上，
兩手在身後交握

如果椅子有靠背，先將椅子打橫後再坐。雙腳張開與髖部同寬，雙手在背後交握後，仰頭，讓胸部得以擴張。維持姿勢呼吸數次。

利用椅子
減輕身體負擔

練習瑜伽的時候，對於平衡感不好或柔軟度不夠的高齡者、初學者來說，可能會覺得有些動作並不容易，甚至覺得困難。如果坐在椅子上，下半身會變得相當穩定，如此一來，即使進行較困難的動作，身體的負擔也會減輕，能夠更輕鬆地練習瑜伽。

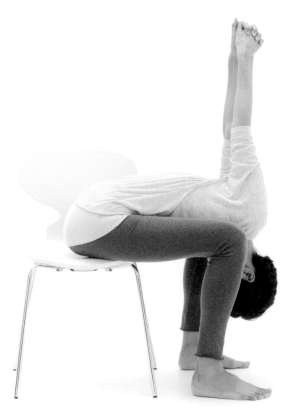

吸氣⇄吐氣 × 5次

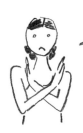

point
身體往前下彎的動作如果持續太久，血液會衝向腦部，反而造成不適，請一定要注意！

②

上半身向前彎下，
雙手交握向上舉

先吸氣，再一邊吐氣，一邊讓身體慢慢往前彎，同時將交握在身後的雙手往上舉。動作進行到一半時，再次吸氣，然後一邊吐氣，一邊把上半身盡量彎下去，雙手繼續往上舉。上半身下彎到極限時，重複進行5次「吸氣」→「吐氣」。

5

將牆壁當作輔具

～全身煥然一新～

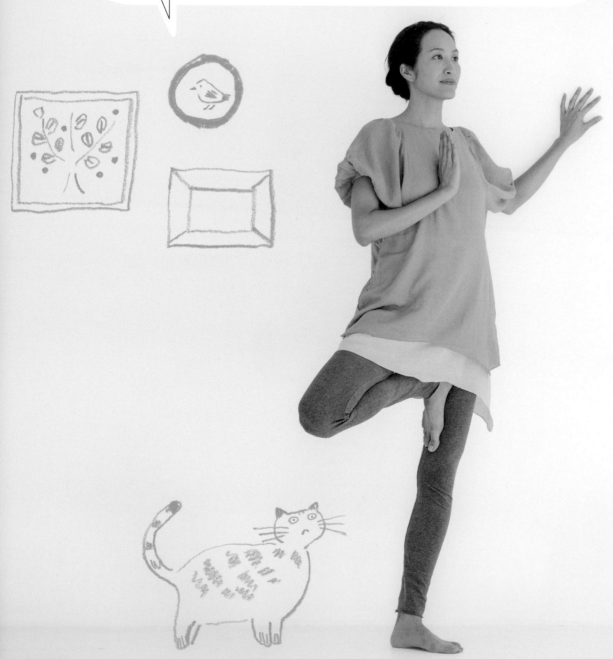

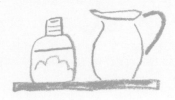

利用牆壁作為支撐

日常生活中，有時候會忽然有一段小空檔，這個時候就很適合練習瑜伽以緩解疲勞。房間內的牆壁是極佳的輔具，藉由牆壁的支撐，可讓身體更容易做出動作。也可透過靠牆和壓牆的動作，讓身體更容易獲得伸展，獲得舒服感。「身體靠牆」和「雙腳抬靠在牆上」的姿勢能夠帶來很大的放鬆效果，也可幫助消除壓力。如果房間內沒有大面積的牆壁，利用柱子或家具等物品來代替牆壁也OK。

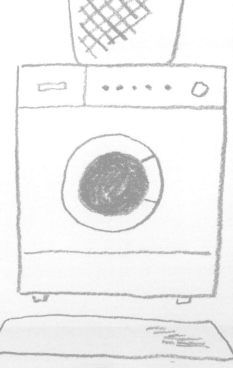

倚牆練習的下犬式

主要功效

- ・伸展背部和腰部
- ・舒緩僵硬的肩膀、脖子
- ・伸展腳後方
- ・促進內臟的血液循環

這個動作和第三單元的「貓式→下犬式」（P.26）很類似，但是在此利用牆壁作為輔助，可更輕鬆地達到伸展背部的目的，同時有助於矯正偏斜的肩膀及脖子，並緩解僵硬的肌肉。除此之外，身體在這種狀態下進行腹式呼吸，能夠給予內臟適度的刺激，進而加速血液循環。

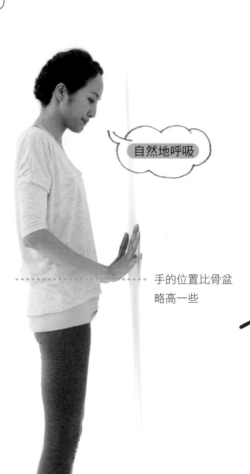

自然地呼吸

手的位置比骨盆略高一些

身體筆直站立，
手掌貼在牆上

面向牆壁直立，雙手抬至比骨盆略高一些的位置，掌心貼在牆上。

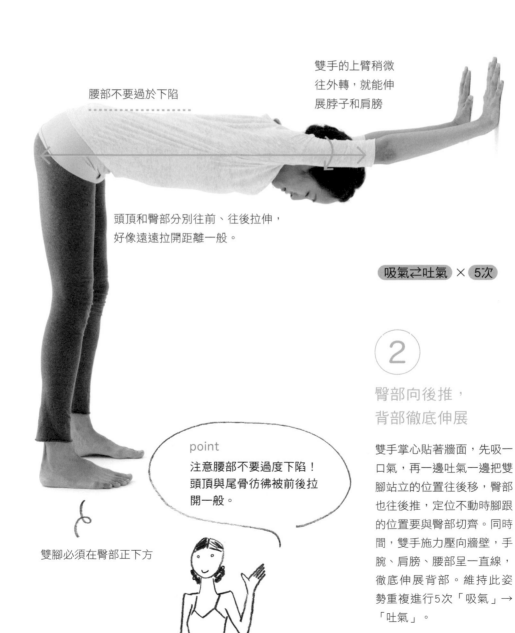

腰部不要過於下陷

雙手的上臂稍微往外轉，就能伸展脖子和肩膀

頭頂和臀部分別往前、往後拉伸，好像遠遠拉開距離一般。

吸氣↔吐氣 × 5次

point
注意腰部不要過度下陷！頭頂與尾骨彷彿被前後拉開一般。

雙腳必須在臀部正下方

2

臀部向後推，
背部徹底伸展

雙手掌心貼著牆面，先吸一口氣，再一邊吐氣一邊把雙腳站立的位置往後移，臀部也往後推，定位不動時腳跟的位置要與臀部切齊。同時間，雙手施力壓向牆壁，手腕、肩膀、腰部呈一直線，徹底伸展背部。維持此姿勢重複進行5次「吸氣」→「吐氣」。

倚牆練習的半犁式

這組動作把腳抬高、放鬆，有助於下半身的血液回流至心臟，改善水腫症狀。倚牆半犁式也是鎮定神經的代表性動作，有利於副交感神經處於優位。忙碌時若覺得煩躁，試著練習這組動作，讓心情慢慢平靜下來，達到轉換心情的效果。

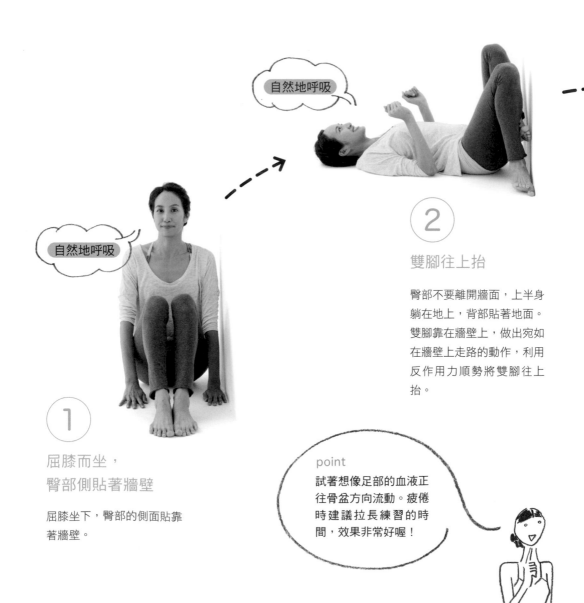

自然地呼吸

自然地呼吸

②
雙腳往上抬

臀部不要離開牆面，上半身躺在地上，背部貼著地面。雙腳靠在牆壁上，做出宛如在牆壁上走路的動作，利用反作用力順勢將雙腳往上抬。

①
屈膝而坐，
臀部側貼著牆壁

屈膝坐下，臀部的側面貼靠著牆壁。

point
試著想像足部的血液正往骨盆方向流動。疲倦時建議拉長練習的時間，效果非常好喔！

3

雙腳伸直並放鬆

雙腳抬高並伸直，腳尖朝向
身體。雙手高舉至頭部上
方，掌心向上，自然地平放
在地面上。全身放鬆不要使
力，維持姿勢，深呼吸3分
鐘。

腳尖朝向身體 ↓

吸氣⇄吐氣 × 3分鐘

骨盆的左右
重心要平均

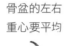

擴胸，同步進行深呼吸。

腰部要緊貼地面

↘ 很難做出動作時……

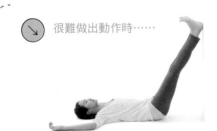

臀部不貼著牆壁也OK

如果很難把腳伸直，只要稍
微拉開臀部與牆壁之間的距
離，就可輕鬆伸直雙腳。試
著把膝蓋伸直吧！

↘ 沒有牆壁的時候……

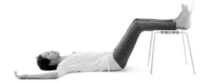

也可以善用其他家具

把腳抬起來，放到椅子或沙
發、床等物品上，也可以幫
助自己放鬆。

倚牆練習 樹　式

主要功效

・矯正歪斜的骨盆及脊椎
・改善不良姿勢
・雕塑大腿內側線條
・加強平衡感

單腳站立合掌的「樹式」體位法，不僅可加強平衡感，也可以改善不良姿勢、調整身體的歪斜。這是一組需要集中精神的動作，所以也能用於確認當下的精神狀態。完成動作之後，試著不靠牆壁做做看。

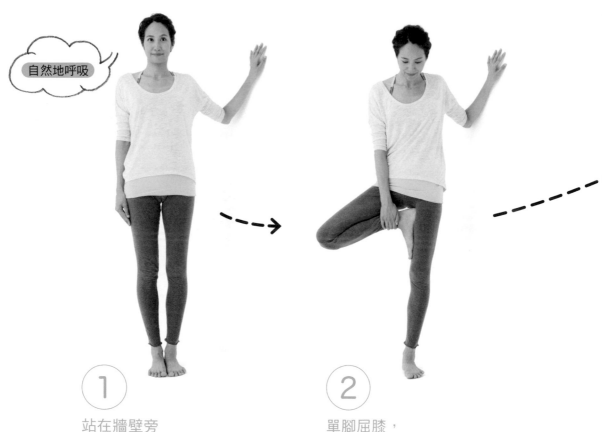

自然地呼吸

①

站在牆壁旁

身體側對著牆壁，在距離牆壁約30cm處，單手扶住牆面站立。

②

單腳屈膝，
腳底貼在另一腳的大腿內側

身體重心放在靠近牆面的那一腳，一邊吸氣一邊將外側的腳拉起來，腳底貼在另一腳的大腿內側。

吸氣⇄吐氣 × 5次

視線集中在某個定點上，
幫助維持身體平衡。

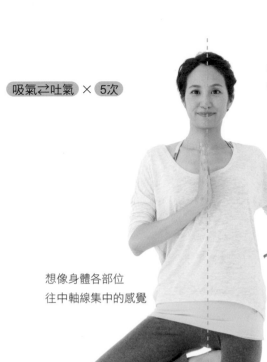

想像身體各部位
往中軸線集中的感覺

腹部用力內收，背部不要
太過往後仰。

③

身體取得平衡

穩住下半身，未貼著牆面的
那一手舉至胸前，取得身體
平衡。維持姿勢，重複進行
5次「吸氣」→「吐氣」。

換邊進行相同動作

膝蓋不要繃太緊，
稍微放鬆。

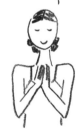

point
想像樹木向大地紮根的
感覺，穩住下半身。

腳板內側、拇指周
圍使力，用力下踩
地面。

 很難做出動作時……

 等到身體不會搖晃之後……

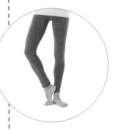

腳不抬高也沒關係

如果單腳站立的姿勢會讓身
體產生搖晃，就不必勉強自
己把腳抬高。請把外側的腳
跟抬起，貼在靠近牆面的那
一腳的腳踝內側。

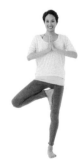

手試著不要扶牆面

身體整個穩定下來之後，手
不要再扶著牆面，試著雙手
合掌，維持姿勢，靜靜呼
吸。

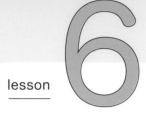

lesson **6**

平靜的午後閒暇

~伸伸懶腰，身心舒暢~

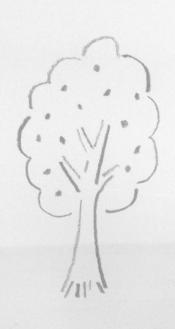

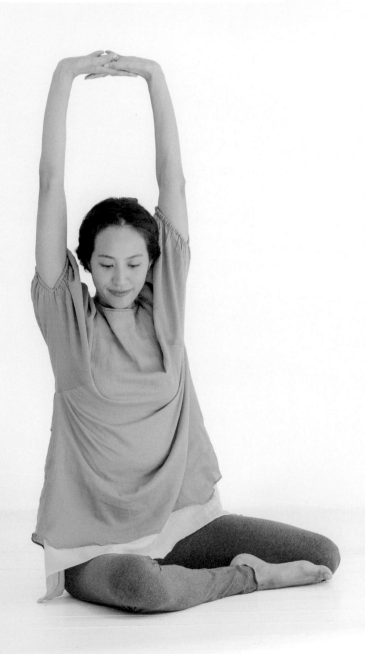

改善血液循環&恢復精神

如果有一小段時間可以慢慢地做些動作，請試著一邊感受身體的深呼吸，一邊讓身心緩和下來。第六單元所介紹的動作，可讓身體得到很好的伸展，改善血液循環和內臟的健康狀況，不但在進行時會覺得舒服，動作結束後還能長時間地延續舒暢感。平日工作的午後休息時間，或假日的午後都可以悠閒地動一動身體。由於這些動作有助於促進血液循環、新陳代謝，因此也能讓身體由內而外都覺得神清氣爽、活力充沛。

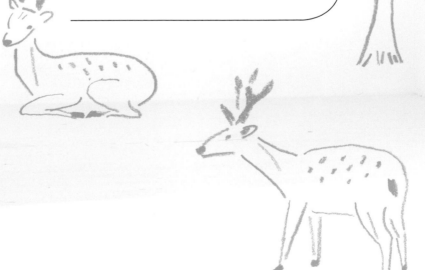

動物式伸展操

主要功效

· 消除臀部僵硬
· 舒緩腰痛
· 改善不良姿勢
· 放鬆身心
· 使內臟恢復元氣

側身坐姿前彎的姿勢有助於放鬆髖關節的周圍肌肉，以及臀部外側。如果有腰痛的症狀，建議可練習這個動作以舒緩疼痛。如果想讓自己更加放鬆，練習動作時請閉上眼睛，如此一來不但更容易感受腹式呼吸的節奏，身心也會逐漸得到放鬆。

側身坐在地上

左膝彎曲，側身坐下。左腳跟要碰到臀部，右腳底則要貼在左腳的大腿內側。

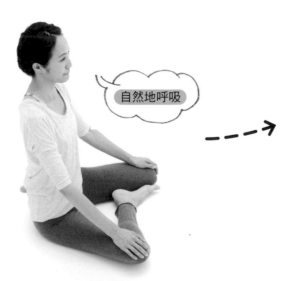

自然地呼吸

高舉雙手，十指交握

雙手舉到頭頂上，十指交握。先吸一大口氣，背部伸直，接著向右轉動上半身，轉至右腳膝蓋相同方向。

吸——

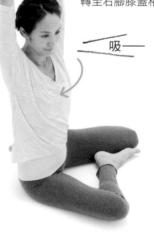

⚠ 注意！ 腰部或膝蓋突然感覺強烈疼痛時，請立即停止動作。

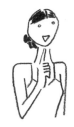

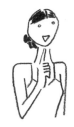

point
請盡可能地將身體伸展成
一直線。進行的過程中，
如果骨頭因平壓地面造成
疼痛不適，可在地面鋪上
浴巾等作為輔助。

3

左手伸直，
上半身往前傾倒

一邊吐氣，一邊讓身體往前
傾倒。胸部的中心貼合右腳
大腿，額頭輕碰地面。右手
放在右腳大腿旁，左手往前
伸直。一邊感受腹部壓迫大
腿的感覺，一邊重複進行5
次「吸氣」→「吐氣」。

換邊進行相同動作

臀部外側舒服地
伸展開來

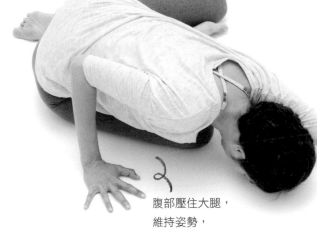

腹部壓住大腿，
維持姿勢，
持續呼吸。

吸氣⇄吐氣 × 5次

手彷彿吸附地面
一般。

 很難做出動作時……

在臀部下方放個坐墊

如果進行動作時臀部會搖晃，
以致於身體無法穩定，可將坐
墊或摺起來的浴巾夾放在接近
地面側的臀部下方。

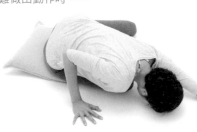

半魚王式

主要功效

· 改善消化系統
· 緩解便祕
· 緊實腰部肌肉
· 舒緩腰痛及生理痛

半魚王式的體位法中有扭轉身體的動作，而「扭轉」正是大部分的人所欠缺的動作。透過轉動上半身達到放鬆效果，可促進血液循環、提振精神，背脊也會感到相當舒暢，能夠同時預防或緩和腰部的疼痛。

1 坐著把腳伸直

坐在地上，雙腳往前伸直。

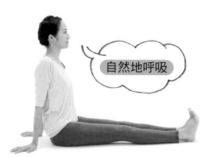

自然地呼吸

3 右手伸向腳尖

左手環抱立起的左膝。輕輕吸氣之後，一邊吐氣，一邊將右手伸向右腳尖。

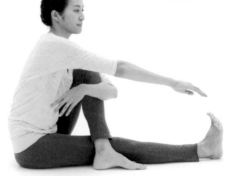

2 左腳屈膝立起

左腳屈膝立起，腳踝以下的部分放到伸直的右腳外側。

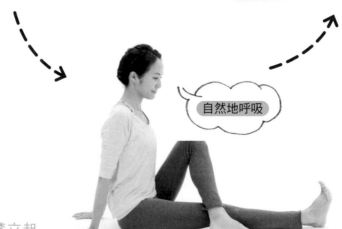

自然地呼吸

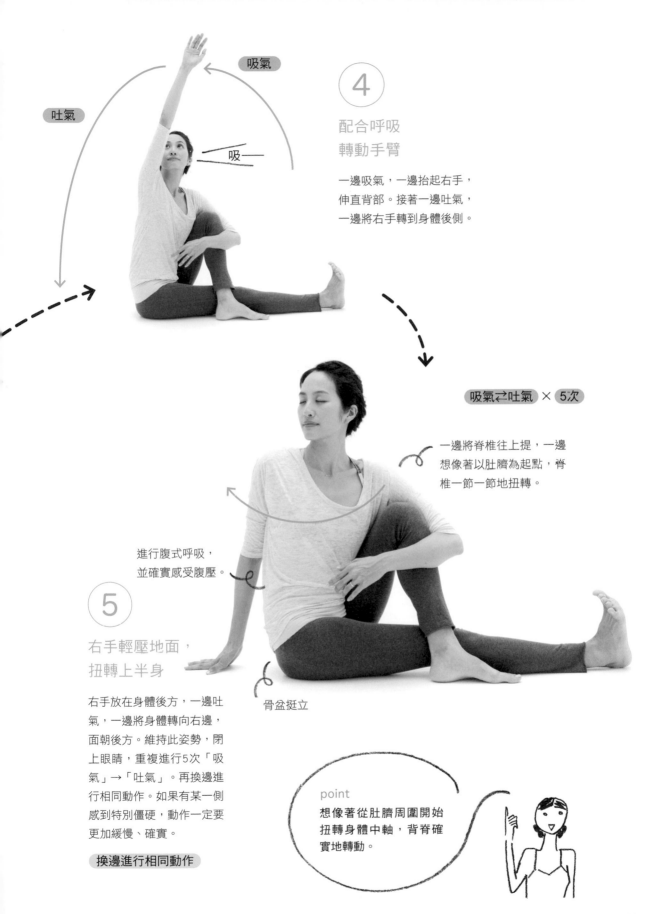

吐氣

吸氣

吸——

4

配合呼吸
轉動手臂

一邊吸氣，一邊抬起右手，
伸直背部。接著一邊吐氣，
一邊將右手轉到身體後側。

吸氣⇄吐氣 × 5次

一邊將脊椎往上提，一邊
想像著以肚臍為起點，脊
椎一節一節地扭轉。

進行腹式呼吸，
並確實感受腹壓。

5

右手輕壓地面，
扭轉上半身

右手放在身體後方，一邊吐
氣，一邊將身體轉向右邊，
面朝後方。維持此姿勢，閉
上眼睛，重複進行5次「吸
氣」→「吐氣」。再換邊進
行相同動作。如果有某一側
感到特別僵硬，動作一定要
更加緩慢、確實。

換邊進行相同動作

骨盆挺立

point
想像著從肚臍周圍開始
扭轉身體中軸，背脊確
實地轉動。

魚　式

主要功效

- ・深層呼吸
- ・提高專注力
- ・通體舒暢
- ・舒緩肩膀僵硬

長期進行文書工作等勞務時，胸部和肩膀會內縮，魚式體位法能夠大幅度擴張內縮的骨骼和肌肉，同時加深呼吸，促進血液循環，除了通體舒暢，也能提高專注力、提振精神。以手臂好好地撐住體重吧！

① 仰躺在地上，雙手壓在背部下方

仰躺在地上，左右手都放到背部下方，掌心朝下，以手背撐住臀部。兩側肩胛骨往中間拉近，讓左右兩手盡量靠近。

自然地呼吸

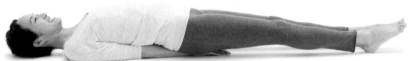

② 前臂壓貼地面，抬起上半身

腳踝到腳尖打直，雙腳平伸成一直線。雙手前臂、手肘、手掌都使力下壓地板，順勢抬起上半身，以手臂撐住身體。肩膀和脖子往後仰並放輕鬆，讓胸部擴張開來。

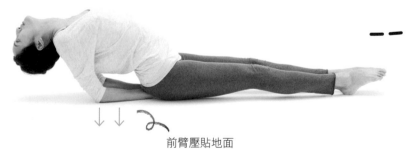

前臂壓貼地面

⚠ 注意！如果脖子比較脆弱，或產生疼痛，請勿進行這組動作。

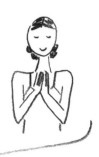

point
想像著游泳圈充滿空氣的感覺，
將大量的空氣吸進肺部吧！這個
動作對脖子的負擔很大，練習時
必須非常小心！

③

擴張胸部，
頭頂碰地

胸骨往正上方抬高，頭頂後
仰輕碰地面。維持這個姿
勢重複進行5次「吸氣」→
「吐氣」。請以手臂支撐體
重，絕對不可讓頭部和脖子
承受重量。結束動作的時
候，請維持手臂支撐體重的
姿勢，先將下巴往下拉，順
勢將頭部拉起，最後再將上
半身一節一節地放回地面。

吸氣⇄吐氣 × 5次

脖子和頭部
不可承受到
身體的重量

胸骨往正上方
抬起

閉上眼睛。若想
睜眼，請將視線
集中在雙眉間。

手肘到手掌的部分要
出力，雙手前臂壓向
地面。

大腿稍微轉向
內側

腳尖往前伸直

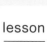

夜晚的放鬆時間

~溫柔對待自己的身體~

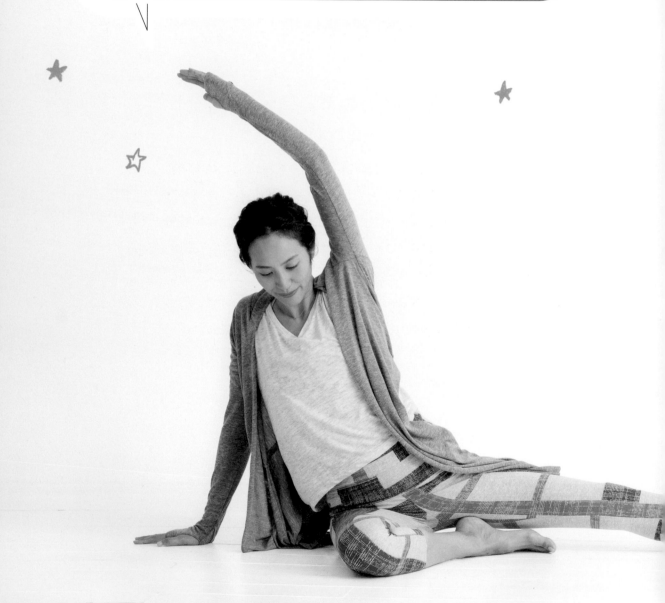

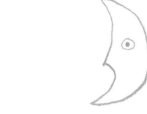

讓自己舒服地沉靜下來

入夜之後，最重要的就是讓白天忙碌的生活節奏歸零，將身心引導到休息狀態。然而，很多人卻忘了善待自己，不是看電視看到深夜，就是埋首處理電子郵件，一直到睡覺之前，身體都持續處於緊張的狀態。這個單元所推薦的瑜伽動作很適合在入夜後練習，能夠讓身心從緊張狀態切換到輕鬆模式。練習這些瑜伽動作時，建議或躺或坐，讓自己在地面上感受大地的韻律。隨著深呼吸，讓身心慢慢沉靜下來，一切都將感到舒適且放鬆。

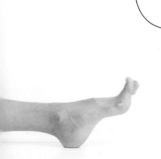

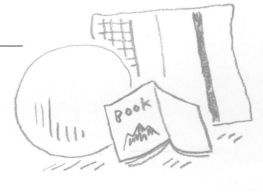

體側伸展操

主要功效

・放鬆腹部側面肌肉
・緩解上半身的僵硬
・沉靜心情,穩定情緒

上半身側彎的動作有助於伸展體側,舒展腹部側面、腰部、肩膀等部位的肌肉和關節,也可以擴張胸部,進行深層呼吸,達到放鬆身心的效果。請一邊深呼吸,一邊以緩慢的節奏練習動作。

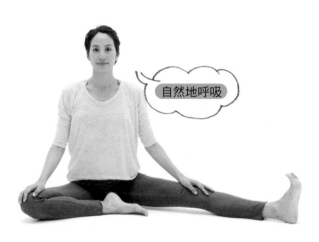

自然地呼吸

① 坐下, 伸直左腳

先將雙腳張開,平穩地坐在地上,保持左腳伸直,右腳則屈膝,將右腳的腳跟擺到身體正前方。

② 右手往上舉

左手放在左腳膝蓋上,一邊吸氣,一邊將右手筆直地往上舉。挺直脊椎,視線看向右手指尖。

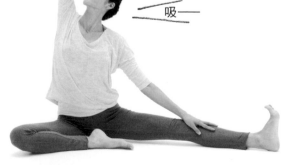

吸—

③

上半身側彎，
伸展體側

一邊吐氣，一邊將上半身往
左腳的方向側彎。左手抓住
左腳尖（若無法抓到腳尖，
可抓著腳踝或小腿）。右手
自然地伸向左側，讓身體側
面能夠舒服地伸展。

視線朝上

想像肚臍到額頭這部
分的身體，由下往上
伸展開來。

臀部請勿
離開地面

腳尖往上翹，
腳底充分得到
伸展。

側彎的深度請量力而為，
避免造成身體的壓迫感。

point
身體側彎時，不必刻意要求彎
曲的深度，只要讓上半身朝向
斜上方伸展即可。

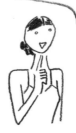

4

上半身抬起，
雙手打開

一邊吸氣，一邊抬起上半
身，雙手向左右側展開。

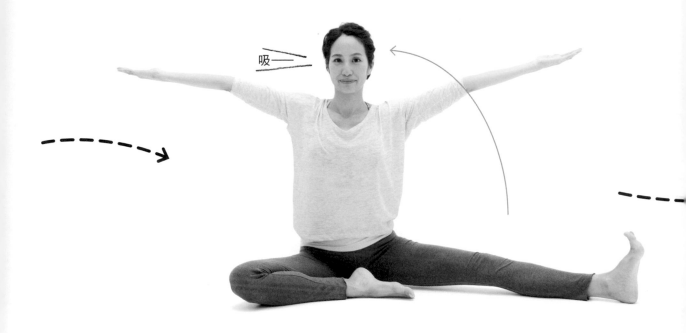

吸——

- - - - yoga column -

**打造美好的
夜間瑜伽環境**

入夜後練習瑜伽時，保持緩慢的呼吸以及節奏，得到的練習
效果會更好。為了更容易放鬆身心，建議將室內的燈光調暗
一些。最重要的是摒除雜念，請保持「可以明天做的工作就
明天再處理」的心情，閉上眼睛，專注在瑜伽動作上，精神
就會逐漸得到放鬆。做完瑜伽之後，盡量不要注視會發出強
光的3C產品，請好好休息一下，享受這段平靜的時光。

5

伸展另一側的
身體

一邊吐氣，一邊將上半身往右側下彎。右手前臂（手肘到手掌的部分）平壓地面，左手伸直並倒向右側。臉部朝上，讓身體的左側溫和地伸展。請配合呼吸，重複③至⑤的動作，最後閉上眼睛，維持單側下彎的姿勢呼吸5次，靜靜感受身體的伸展。

換邊進行相同動作

視線朝上

吸氣⇄吐氣 × 5次

重複進行③至⑤的動作，
最後停留在感覺最舒服的姿勢。

以手臂支撐身體

很難做出動作時……

不要勉強自己下彎身體。壓地的那一手可將手肘離地，以手掌平壓地面作為支撐點，伸展身體側面。

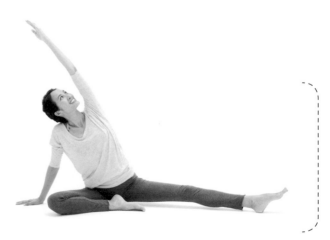

俯臥的鱷魚扭轉式

主要功效

- 放鬆髖關節和脊椎
- 矯正歪斜的姿勢
- 鎮定神經
- 改善便祕

這組動作有助於伸展僵硬的髖關節，讓脊椎得到放鬆，進而矯正姿勢。只要能夠放鬆地呼吸，就可消除一整天所累積的緊張感。左右兩側都要練習，如果在過程中感到某一側特別不容易進行動作，那一側就請多練習一次。

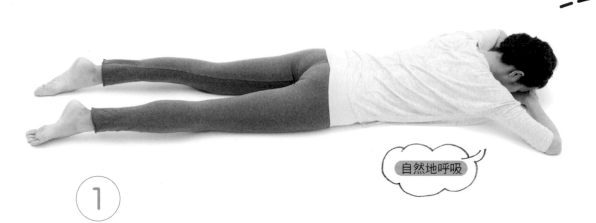

自然地呼吸

①

俯臥在地上，手掌墊在額頭下方

俯臥在地上，身體放鬆。雙手掌心朝下，手掌交疊之後墊在額頭下方。

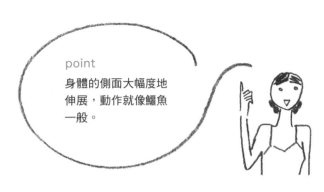

point
身體的側面大幅度地
伸展，動作就像鱷魚
一般。

髖關節
用力伸展

可明顯感受到
身體側面正在伸展

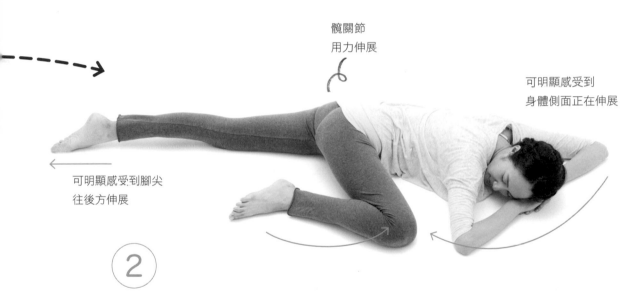

可明顯感受到腳尖
往後方伸展

②

右腳屈膝，
上半身往右傾

吸氣⇄吐氣 × 5次

右腳打開、屈膝，左腳打直並
拉伸髖關節。先吸一口氣，接
著一邊吐氣一邊將上半身往右
傾，使身體左側得到伸展。維
持此姿勢，重複進行5次「吸
氣」→「吐氣」。再換邊進行
相同動作。如果有某一側感到
特別僵硬，那一側就多做一次
動作。

換邊進行相同動作

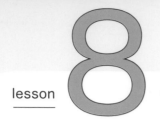

晚安！預約一夜好眠

~平心靜氣，全然放鬆~

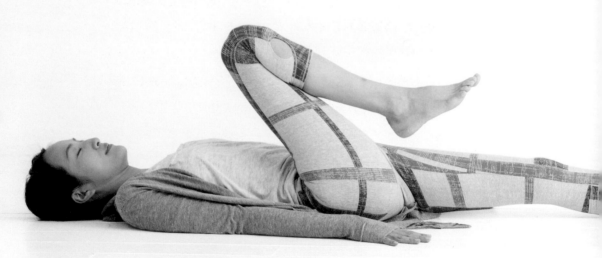

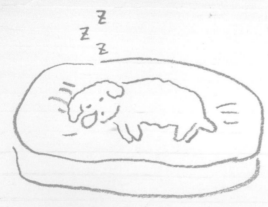

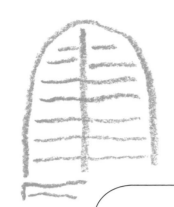

消除緊張，讓自己好好睡

睡覺真好！但是，不少人卻總是大嘆：「睡不好真令人感
到苦惱！」有的人即使鑽進被窩也一直睡不著，有的人則
是太過淺眠，無法徹底消除疲累。如果想要擁有高品質的
睡眠，最重要的是睡覺時不緊張、不擔心。然而，在每天
忙碌的生活中，總是會有各式各樣的事情浮現腦海，想放
空，腦袋卻不由自主地忙碌著，對嗎？像這種時候，最適
合練習「睡前瑜伽」。這個單元的瑜伽都可以在床上進
行，請一邊深呼吸一邊放鬆；吐氣時，想像著所有的煩惱
與不安都隨之遠去——就以這種感覺練習瑜伽吧！一定能
夠慢慢地消除緊張，一夜好眠。

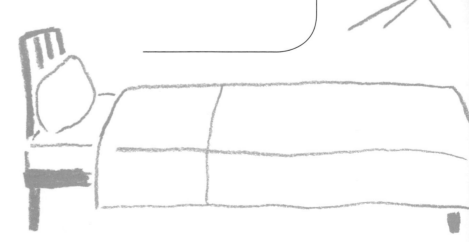

手腳放鬆操

主要功效

- 消除壓力
- 促進血液循環
- 心情愉快
- 改善睡眠品質

仰躺並揮舞手腳，動作雖然簡單，卻與大聲唱歌、大聲歡笑一樣，心情會變得開朗喔！揮動手腳的時候，請同時想像一整天的壓力和煩惱全都隨著動作拋到九霄雲外，讓自己徹底放輕鬆。

仰躺

躺下，臉部朝上。全身放鬆
不要出力。

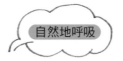

自然地呼吸

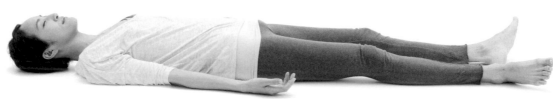

---- yoga column ----

藉由瑜伽
調整自律神經

在各式各樣的瑜伽動作中，有一種稱為「睡眠瑜伽（Yoga Nidra）」的類型，而這裡介紹的體操是其中最簡單的一組動作。首先要躺下，全身放鬆，接著慢慢地重複深度的腹式呼吸。吐氣的時間要稍微比吸氣的時間長一些，並請想像所有的煩惱和擔憂都隨著氣息排放出去。完全釋放壓力之後，將自己浸入溫熱的水中，好好泡個熱水澡，想像著自己正在水中飄浮。這樣的練習將有助於調整自律神經，自然而然就能一夜好眠。

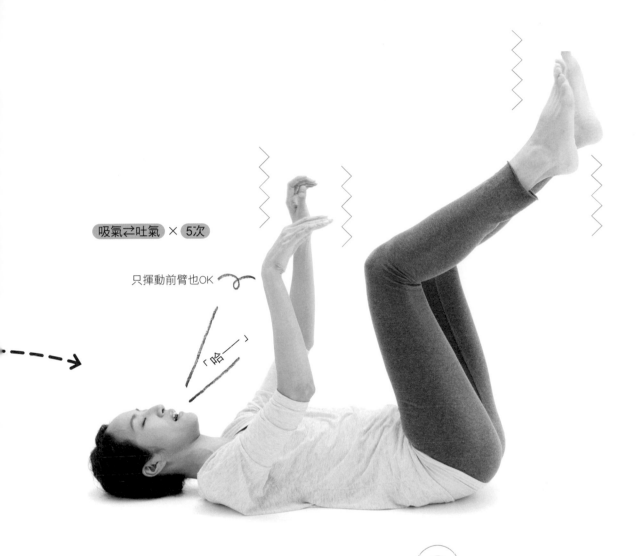

吸氣ご吐氣 × 5次

只揮動前臂也OK

「哈——」

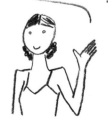

point

揮動手腳的時候,請想像
著將鱗片抖掉的感覺。

②

雙手和雙腳往上舉,
大幅度地揮動

雙手和雙腳往上舉,一邊深
呼吸,一邊揮動手腳。揮
動手腳時,請同步進行5次
「吸氣」→「吐氣」。吐氣
的時候,記得要一邊緩慢
地、長長地吐氣,一邊從嘴
巴發出「哈——」的聲音。
一邊練習動作,一邊想像著
當天所有討厭的事都被遠遠
地揮走。

仰躺束角式

主要功效

- ・鎮定身心
- ・放鬆髖關節
- ・舒緩生理痛
- ・緩解背部僵硬

雙腳的腳掌相貼,這樣的動作有助於張開並柔化僵硬的骨盆和髖關節,舒緩身心的緊繃狀態。這組動作能夠促進骨盆內的血液循環,特別適合女性朋友們。逐漸讓自己放鬆下來,自然而然地進入夢鄉吧!

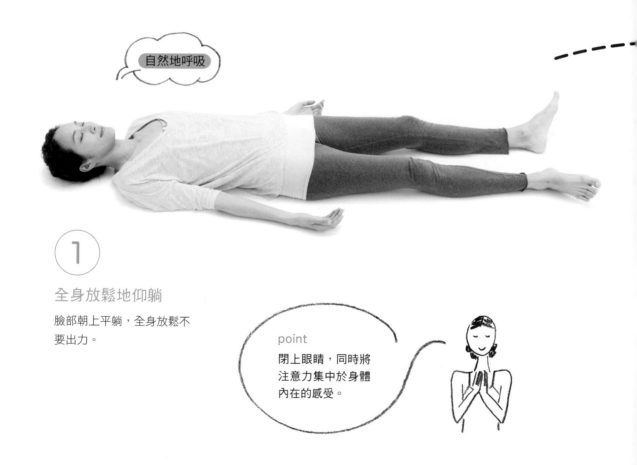

自然地呼吸

1

全身放鬆地仰躺

臉部朝上平躺,全身放鬆不要出力。

point
閉上眼睛,同時將注意力集中於身體內在的感受。

(!) 注意!如果腰部下方會疼痛,請參照P.69「很難做出動作時……」的變化做法。

2

雙腳的腳掌相貼，
雙手往上舉

雙腳膝蓋朝外並彎曲，左右
腳的腳掌彼此貼合。腳跟的
位置盡量靠近臀部。雙手舉
到頭上，肩膀及胸部向外
擴張。保持此姿勢並閉上
眼睛，慢慢地進行5次「吸
氣」→「吐氣」。

吸氣⇄吐氣 × 5次

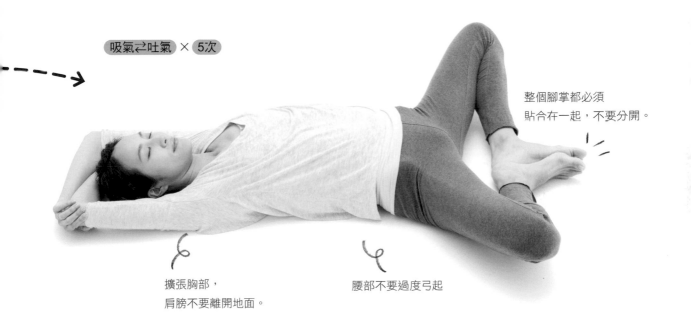

整個腳掌都必須
貼合存一起，不要分開。

擴張胸部，
肩膀不要離開地面。

腰部不要過度弓起

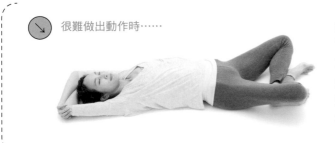

↘ 很難做出動作時⋯⋯

如果髖關節十分僵硬，腳掌
可不必相貼，只要左右腳踝
交叉即可，這樣也能有效地
進行伸展。為了幫助穩定膝
蓋，可事先將坐墊等物品墊
在膝蓋下方。

壓腿排氣式

主要功效

· 改善消化功能
· 舒緩生理痛
· 改善便祕
· 舒緩水腫
· 使髖關節變得柔軟

這個體位法名符其實，可使肚子裡的廢氣隨著動作排出體外。由於過程中會以大腿壓迫腹部，很容易感受到呼吸的深度，也能改善下半身的血液循環，坐了一整天之後，或在夜間發生水腫時，都非常適合練習這一組動作。

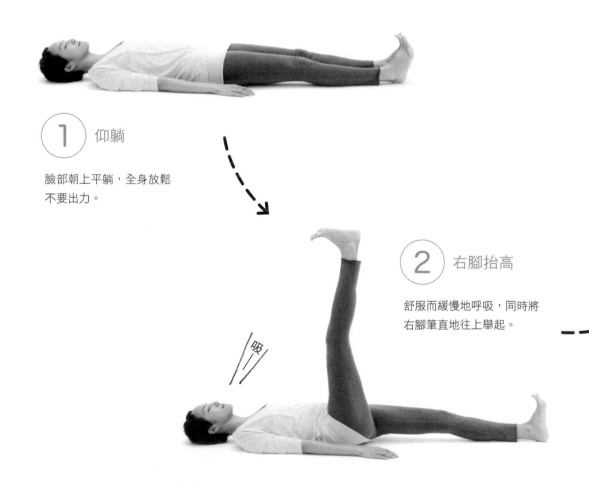

1 仰躺

臉部朝上平躺，全身放鬆不要出力。

2 右腳抬高

舒服而緩慢地呼吸，同時將右腳筆直地往上舉起。

吸

point
用力壓迫，然後放鬆，仔細體會
「緊縮和弛放」的感覺。

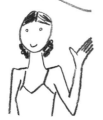

③ 抱住右膝，將右腳拉近身體

一邊吐氣，一邊彎曲右膝，然後雙手抱住右膝，把右腳壓向身體，使右腳大腿緊貼身體。維持此姿勢，讓腹部承受壓力，同時進行5次「吸氣」→「吐氣」。

換邊進行相同動作

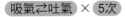

吸氣⇄吐氣 × 5次

肩膀平貼地面，
不要往上翹。

腰部也平貼地面。

很難做出動作時……

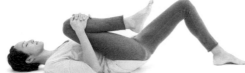

雙腳都屈膝也OK

如果髖關節太過僵硬，以致於無法將屈膝的那一腳拉近身體，將原本應該打直的另一腳的膝蓋稍微彎曲、立起，就會比較容易做出動作。

國家圖書館出版品預行編目資料

每天做の舒活瑜伽：柔軟身心的自學練習 /サントー
シマ香講師；高尾美穗醫學監修；廖紫伶譯.
-- 初版. -- 新北市：養沛文化館出版：雅書堂文化發
行, 2018.09
　　面；　公分. -- (SMART LIVING養身健康觀；117)
ISBN 978-986-5665-63-0 (平裝)

1.瑜伽

411.15　　　　　　　　　　　　　107011426

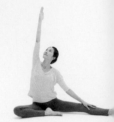

SMART LIVING養身健康觀 117

每天做の舒活瑜伽：
柔軟身心的自學練習

作　　　者／サントーシマ香
醫學監修／高尾美穗
翻　　　譯／廖紫伶
發 行 人／詹慶和
總 編 輯／蔡麗玲
執行編輯／李宛真・陳姿伶
編　　　輯／蔡毓玲・劉蕙寧・黃璟安・陳昕儀
執行美術／韓欣恬
美術編輯／陳麗娜・周盈汝
內頁排版／鯨魚工作室
出 版 者／養沛文化館
發 行 者／雅書堂文化事業有限公司
郵政劃撥帳號／18225950
戶　　　名／雅書堂文化事業有限公司
地　　　址／新北市板橋區板新路206號3樓
電子信箱／elegant.books@msa.hinet.net
電　　　話／(02)8952-4078
傳　　　真／(02)8952-4084

2018年9月初版一刷　　定價280元

STAFF

設計師　　　野本奈保子（ノモグラム）
　　　　　　北田進吾（キタダデザイン）
　　　　　　佐藤江理（キタダデザイン）
攝影　　　　藤田浩司
插圖　　　　落合 惠
髮型＆化妝　高松由佳
編輯協力　　江口知子

服裝協力　　株式会社Yin Yang
　　　　　　キッチン＆カンパニー（オルタナティブ）
　　　　　　㈱アーバンリサーチ 東京オフィス（かぐれ

YUTTARI YOGA DE KOKORO MO KARADA MO RELAX!
instructed by kaori Santosima, supervised by Miho Takao
Copyright © 2015 NHK, Kaori Santosima, Miho Takao
All rights reserved.
Original Japanese edition published by NHK Publishing, Inc.
This Traditional Chinese edition is published by arrangement
with NHK Publishing, Inc., Tokyo in care of Tuttle-Mori
Agency, Inc., Tokyo
through Keio Cultural Enterprise Co., Ltd., New Taipei City.

經銷／易可數位行銷股份有限公司
地址／新北市新店區寶橋路235巷6弄3號5樓
電話／(02)8911-0825　傳真／(02)8911-0801

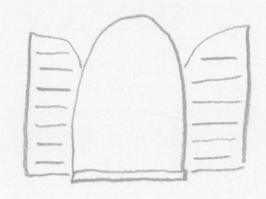

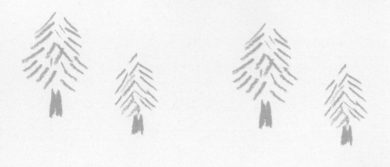

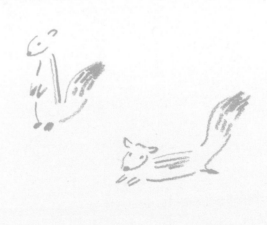

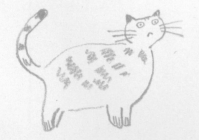